Wilhelm Camerer

Der Stoffwechsel des Kindes von der Geburt bis zur Beendigung des Wachstums

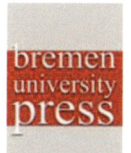

bremen
university
press

Wilhelm Camerer

Der Stoffwechsel des Kindes von der Geburt bis zur Beendigung des Wachstums

ISBN/EAN: 9783955620776

Auflage: 1

Erscheinungsjahr: 2013

Erscheinungsort: Bremen, Deutschland

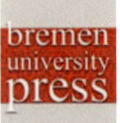

bremen
university
press

DER

STOFFWECHSEL DES KINDES

VON DER GEBURT BIS ZUR BEENDIGUNG DES WACHSTUMS

MEIST NACH EIGENEN VERSUCHEN DARGESTELLT

VON

WILHELM CAMERER

DR. MED., DR. SCIENT. NATUR. H. C., KGL. WÜRTT. OBERAMTSARZT

Zweite Ausgabe mit Ergänzungen

TÜBINGEN 1896

VERLAG DER H. LAUPP'SCHEN BUCHHANDLUNG

VORREDE.

Als C. Vierordt im Jahre 1875 das Material zu seiner »Physiologie des Kindesalters« zu sammeln begann — bekanntlieh der ersten und auch jetzt noch einzigen erschöpfenden Behandlung des Gegenstands — zeigte dasselbe noch vielfache Lücken. Der Aufforderung Vierordts, zur Ausfüllung dieser Lücken beizutragen, entsprach ich bereitwillig, unter anderem durch S t o f f w e c h s e l v e r s u c h e an meinen Kindern, deren es damals 4 im Alter von $\frac{1}{2}$ bis 7 Jahren waren. Diese ersten Versuche habe ich im K o r r e s p o n d e n z - b l a t t d e s w ü r t t. ä r z t l i c h e n V e r e i n s. Jahrgang 1876 Nr. 11 veröffentlicht. Als nun im Jahre 1877 mein 5. Kind geboren war — welches das letzte geblieben ist — benützte ich die Gelegenheit, um den Stoffwechsel im ersten Lebensjahr desselben möglichst eingehend zu untersuchen, da gerade über diese Periode des Kindesalters noch sehr wenig bekannt war (die Resultate in der Z e i t - s c h r i f t f ü r B i o l o g i e B. XIV). Endlich beschloss ich, bei allen 5 Kindern derartige Untersuchungen bis zum Ende ihrer Wachstumsperiode weiterzuführen. Ich begann dieses grosse Unternehmen im Herbst 1878 und führte es in der Weise durch, dass das erste Versuchsjahr vom Herbst 1878 bis Herbst 1879 währte, das zweite vom Spätsommer 1880 bis zur Mitte des Sommers 1881 und so weiter bis zum Abschluss der Versuche im Frühjahr 1892. Im Ganzen stehen mir vom Herbst 1878 an 7 V e r s u c h s j a h r e zu Gebot; im Jahr aber kamen auf jedes der 5 Kinder 24 V e r s u c h s t a g e, in 6 Gruppen von je 4 aufeinanderfolgenden Tagen möglichst gleichmässig über das ganze Versuchsjahr verteilt. Diese Versuche sind ebenfalls in der erwähnten Zeitschrift veröffentlicht, Bd. XVI, XVIII.

XX, XXIV und die 3 letzten Versuchsjahre zusammen in Band XXIX. Endlich machte ich bei einem weitern Kind meiner Verwandtschaft 4tägige Versuche, da dasselbe im Alter von 1 Jahr und 2 Monaten so gut gewöhnt war, dass Urin und Kot vollständig und getrennt aufgefangen werden konnten, eine grosse Seltenheit in diesem Alter! Diese Versuche sind ebenfalls in B. XXIX der erwähnten Zeitschrift veröffentlicht.

Nach Beendigung der Versuche trat an mich die Aufgabe heran, das umfangreiche Material zusammenzustellen, da es sonst für die Wissenschaft nicht von entsprechendem Nutzen sein konnte. Im Verlaufe der Arbeit überzeugte ich mich aber von der Notwendigkeit, über das ursprünglich gesteckte Ziel hinauszugehen und eine Darstellung des gesamten kindlichen Stoffwechsels nach dem jetzigen Stande der Wissenschaft zu geben. Auch ohne die besondere Veranlassung wird man mein Unternehmen zeitgemäss finden. Denn die Angaben Vierordt's in der 2ten Auflage der Kindsphysiologie (erschienen 1881 bei Laupp, Tübingen) bedürfen nach 13 Jahren doch in manchem der Ergänzung und Berichtigung, eine umfassende Bearbeitung des Gegenstandes von anderer Seite ist aber seither nicht mehr erschienen.

Allerdings konnte ich eine so vollständige Durchsicht der Originallitteratur, wie sie seinerzeit Vierordt möglich war, nicht vornehmen, entfernt wohnend von dem Sitze einer grossen Bibliothek und bei beschränkter Arbeitszeit. Ich bitte Lücken in dieser Beziehung zu entschuldigen, hoffe jedoch, dass mir keine neuere Arbeit von erheblichem Werte entgangen ist. — Ich habe im allgemeinen auf ausführliche Wiedergabe fremder Untersuchungen verzichtet (die älteren trifft man in der Kindsphysiologie gesammelt) mich dagegen bemüht, Streitfragen soweit möglich zum Abschluss zu bringen und habe auf allen Gebieten aus den vorhandenen Angaben Mittelwerte berechnet, welche wohl durch spätere Untersuchungen nicht mehr viel abgeändert werden dürften.

Für das spätere Kindesalter musste ich meine eigenen Beobachtungen zu Grunde legen und konnte die spärlichen Angaben Anderer nur zum Vergleiche heranziehen; für das Säuglingsalter ist das Material überhaupt etwas dürftig. Diese Periode hatte ich hauptsächlich nach den Angaben in der Litteratur, sodann nach meinen eigenen Erfahrungen und noch nicht veröffentlichten Untersuchungen zu bearbeiten, welche mir von befreundeter Seite zur Verfügung gestellt wurden.

Leser, welche sich über die Zuverlässigkeit meiner eigenen Untersuchungen näher unterrichten wollen, verweise ich auf die oben erwähnten Publikationen. Hier sei angeführt, dass die Kinder zur Ermittlung des Wachstums fortwährend genau gewogen und gemessen wurden, dass an den Versuchstagen jede Speise, jede Urin- und Kotentleerung gewogen oder gemessen wurde, dass die perspiratio insensibilis ermittelt wurde. Für die hauptsächlich gebrauchten S p e i s e n stehen zahlreiche Analysen des Wassergehaltes, des Stickstoff- und Fettgehaltes zu Gebot; wo eigene Analysen unnötig erschienen, habe ich die Zusammensetzung der Speisen nach dem bekannten Werke von K ö n i g (chem. Zusammensetzung der menschlichen Nahrungs- und Genussmittel) geschätzt. Für jeden einzelnen 24stündigen U r i n ist der Harnstoffgehalt nach der Methode von Hüfner ermittelt worden, vom 3ten Versuchsjahre an sind auch Bestimmungen des Gesamtstickstoffes und der Asche beim Urin gemacht. Für den K o t stehen Bestimmungen des Wassergehaltes, des Stickstoffgehaltes, des Aetherextraktes und der Asche zu Gebot.

Es ist selbstverständlich, dass ich diese umfangreichen Arbeiten in der knappen Zeit, welche mir Amt und ärztliche Praxis übrig lässt, bei anfänglich beschränkten Hilfsmitteln und Kenntnissen ohne fremde Hilfe nicht hätte bewältigen können, und es ist mir ein Bedürfnis, hier Denjenigen meinen Dank auszusprechen, welche mir Unterstützung zu Teil werden liessen. Ich habe vor allem der opferwilligen Beihilfe meiner Frau und meiner beiden ältesten Töchter, sowohl bei den häuslichen Arbeiten, als auch bei den Arbeiten im Laboratorium, zu gedenken. Mein allzufrüh verstorbener Freund

Vierordt hat mich nicht nur durch seinen Rat, sondern auch durch Ueberlassung von Apparaten aus dem physiologischen Institut Tübingen unterstützt, desgleichen sein Nachfolger, Herr Professor Dr. Grützner. Auch Herrn Professor C. v. Voit habe ich für manchen Rat bezüglich der Arbeiten und bisherigen Veröffentlichung derselben zu danken. Die Analysen für das erste Lebensjahr meines 5. Kindes sind im Institute für physiologische Chemie zu Tübingen von dem damaligen Assistenten, Herrn Dr. O. Hartmann, gemacht worden; einen grossen Teil der Analysen für die nächsten Versuchsjahre habe ich selbst in diesem Institute gemacht, beraten und unterwiesen von dem genannten Herrn und dem Vorstande des Instituts, Herrn Prof. Dr. Hüfner, bis ich allmählich alle chemischen Arbeiten im eigenen Hause machen konnte. Elementaranalysen des Kotes von einem Säugling (bisher nicht veröffentlicht) verdanke ich dem jetzigen Assistenten des Instituts, Herrn Dr. Küster. Bei den umfangreichen Rechnungen für den 5. Abschnitt hat mir Herr Dr. Kommerell, Lehrer der Mathematik und Naturwissenschaften am hiesigen evangel.-theologischen Seminar wesentliche Beihilfe geleistet. Der Unterstützung der Freunde endlich, welchen diese Schrift gewidmet ist, verdanke ich nicht zum mindesten die Möglichkeit, einen Teil meiner Zeit für wissenschaftliche Arbeiten frei zu halten.

Urach, im Herbst 1894.

W. Camerer.

INHALTSVERZEICHNIS.

*

I. ABSCHNITT.

Der kindliche Stoffwechsel im Allgemeinen.
Wachstum.

Dass das Nahrungsbedürfnis der Kinder und ganz besonders der Knaben zur Zeit des starken Wachstums ungewöhnlich gross ist, musste von jeher auffallen und ist daher die bekannteste Eigentümlichkeit des kindlichen Stoffwechsels. Auch eine Erklärung für dieses grosse Nahrungsbedürfnis scheint sich von selbst darzubieten: Wie der Erwachsene, der täglichen Erfahrung gemäss, eine reichliche Menge Nahrung z u r E r h a l t u n g seines Körpers braucht, so wird dies auch beim Kind in entsprechendem Masse der Fall sein. Das Kind aber wird darüber hinaus noch einer weitern Nahrungszufuhr bedürfen wegen des W a c h s t u m s , als Material für den täglichen Ansatz neuer Körpersubstanz. Denn es erscheint selbstverständlich und verhält sich auch in der That so, dass sich letztere aus Bestandteilen der Nahrung bildet.

Diese im Kreise des nicht ärztlichen Publikums weit verbreitete Erklärung erweist sich aber bei näherer Prüfung als haltlos. Die tägliche Nahrungszufuhr eines Knaben im 15. Lebensjahre, zur Zeit starken Wachstums, beträgt im Mittel 1800 gr, sein täglicher Zuwachs aber nur 20 gr; bei Mädchen im 13. Lebensjahre betragen die entsprechenden Werte 1500 und 12 gr. Das Gewicht der täglich im Körper aufgespeicherten Substanz ist also sehr klein und kann jedenfalls nicht unmittelbar Ursache der ungewöhnlich grossen Nahrungszufuhr sein. Vielmehr wie beim Erwachsenen, welcher seinen Körper eben erhält, a l l e so werden beim wachsenden Kind f a s t a l l e zugeführten Nahrungsstoffe durch die Ausscheidungen aus dem Körper wieder entfernt in Form der bekannten Zersetzungsprodukte,

Harnstoff, Kohlensäure u. s. w. Wenn die Nahrungszufuhr des Kindes ungewöhnlich gross ist, werden demnach auch die Ausscheidungen und die Sauerstoffzufuhr ungewöhnlich gross sein, kurz es wird eine ungewöhnliche Intensität des gesamten Stoffwechsels zu beobachten sein.

Ein Beispiel mag dies noch näher erläutern: Die mittlere tägliche E i w e i s s z u f u h r eines Kindes im Anfang des zweiten Lebensjahres mit einem Körpergewicht von 10 kgr, betrage 35 gr; bei einem Knaben im Anfang des 13. Lebensjahres 85 gr (Körpergewicht 35 kgr); bei einem jungen Mann 105 gr (Körpergewicht 70 kgr). Die obigen Eiweissmengen haben einen Stickstoffgehalt von 5,6 gr; 13,6 gr; 16,8 gr. Bei einem mittleren täglichen Wachstum von 10 gr wie es beiden Kindern vom angegebenen Alter zukommt, werden bei jedem der Kinder vom zugeführten Stickstoff täglich 0,3 gr im Körper aufgespeichert, demnach gelangen zur Ausscheidung (bekanntlich durch Urin und Kot) 5,3 gr; 13,3 gr und beim Erwachsenen die vollen 16,8 gr da bei letzterem kein Zuwachs mehr stattfindet. Daher folgende Tabelle der 24stündigen Werte:

	Absolute Werte.		Relative Werte.	
	Eiweisszufuhr.	Stickstoffausscheidung.	Eiweisszufuhr auf 1 Kgr Körpergewicht.	Stickstoffausscheidung auf 1 Kgr Körpergewicht.
Einjähriger	35	5,3	3,5	0,5
Zwölfjähriger	85	13,3	2,4	0,4
Erwachsener	105	16,8	1,5	0,2

Es nimmt in der Zeit von der Geburt bis zum Beginn des Mannesalters die absolute Grösse dieser (und der meisten andern) Stoffwechselfunktionen sehr erheblich zu; die relative Grösse, bezogen auf die Einheit des Körpergewichtes, fast ebenso erheblich ab. Die Untersuchung der Ursachen, welche die Beschleunigung des kindlichen Stoffwechsels herbeiführen, gehört ohne Zweifel zu den interessantesten Aufgaben der Kindsphysiologie, kann aber mit Erfolg erst unternommen werden, wenn die Mittelwerte für die Funktionen in den verschiedenen Lebensaltern festgestellt sind.

Ueber das Wachstum der Kinder habe ich neulich im Jahrbuch für Kinderheilkunde (Bd. XXXVI, S. 249 ff.) auf Grundlage des vorhandenen statistischen Materials ausführlich Mitteilung gemacht, wovon hier berichtet werden soll soweit notwendig ist. Das mittlere tägliche Gewicht und die mittlere tägliche Gewichtszunahme von 57 in den ersten Lebensmonaten mit Frauenmilch genährten Kindern (Geburtsgewicht 2750 gr und darüber) betrugen wie folgt:

Tabelle I, Gewichte in gr.

Bei der Geburt.	am Ende der Wochen.												
	1	2	4	8	12	16	20	24	28	32	36	40	44	48	52
3450	3400	3490	3890	4680	5410	6090	6650	7130	7570	7990	8400	8580	9020	9300	9890

Tabelle II, tägliche Gewichtszunahme in gr.

In der 1.—2. Woche.	2-4	4-8	8—12	12—16	16—20	20—24	24—28	28—32	32—36	36—40	40—52
3	29	28	26	24	20	17	15	15	14	7	15

Ueber die Vorgänge in den 14 ersten Lebenstagen und die, längst bekannte Störung der Gewichtszunahme in dieser Zeit wird später ausführlich verhandelt werden, die bisher unbekannte Störung der Gewichtszunahme am Beginn des letzten Viertels vom ersten Lebensjahre dürfte wohl der Zahnentwicklung zuzuschreiben sein. Einzelne besonders begünstigte Kinder, solche mit grossem Geburtsgewicht und reichlicher Zufuhr von Frauenmilch, haben erheblich grössere Gewichtszunahmen aufzuweisen, als die oben angegebene mittlere, es betrug dieselbe z. B. bei einem Kinde in den ersten 4 Wochen 50 gr im Tagesmittel, wohl eine der stärksten überhaupt beobachteten Zunahmen. Zu früh geborene schwächliche Kinder mit viel zu kleinem Geburtsgewicht haben im ganzen ersten Lebensjahre geringere Gewichtszunahmen. Künstlich Ernährte endlich bleiben im ersten Halbjahre in der Entwicklung erheblich zurück, so dass sie am Ende desselben etwa um 1 kgr leichter sind als Frauenmilchkinder, haben letztere aber am Ende des ersten Lebensjahres wieder eingeholt. — Das Gesamtwachstum von der Geburt bis zum Ende der Entwicklungsperiode ist aus folgenden Tabellen ersichtlich, wozu jedoch zu bemerken ist: Die absoluten Gewichte in Tabelle III, an einer beschränkten Anzahl von Kindern (im Ganzen 8) gewonnen, deren Entwicklung fortlaufend beobachtet wurde, können natürlich keine allgemeine Giltigkeit beanspruchen, wohl aber der Gang des Wachstums in Tabelle IV.

Tabelle III, Gewichte in kgr am Ende der Jahre.

	Geburt	1 Jahr	2	3	4	5	6	7	8	9
Knaben	3,4	9,9	12,8	14,9	16,7	18,0	19,7	21,4	23,5	25,3
Mädchen	3,2	9,2	11,2	13,2	15,0	16,0	17,5	18,9	20,6	22,3

	10	11	12	13	14	15	16	17	18
Knaben	27,7	30,2	33,0	35,5	38,4	48,1	54,6	60,4	62,0
Mädchen	24,8	26,6	30,9	35,2	39,7	44,1	44,3	—	—

Tabelle IV, Jahreszunahme in kgr.

	Geburt bis Ende des 1. Jahres	1—2	2—3	3—4	4—5	5—6	6—7	7—8	8—9
Knaben	6,6	2,9	2,1	1,8	1,3	1,7	1,7	2,1	1,8
Mädchen	6,0	2,0	2,0	1,8	1,0	1,5	1,4	1,7	1,7

	9—10	10—11	11—12	12—13	13—14	14—15	15—16	16—17	17—18
Knaben	2,4	2,5	2,8	2,5	2,6	10,0	6,5	5,8	1,6
Mädchen	2,5	1,8	4,3	4,5	4,4	0,2	—	—	—

Ganz ähnlich wie das Gewichtswachstum verläuft auch das Längenwachstum. — Es giebt also 2 grosse Wachstumsperioden im Leben des Kindes, die erste im ersten Lebensjahre und hauptsäch·lich in der ersten Hälfte desselben, die zweite bei Knaben vom

14. bis 17. Jahre, bei Mädchen vom 11. bis 14. Jahre[1]). Nach Vollendung des Wachstums schwankt bei Knaben und Mädchen das Gewicht (und die Länge) unter dem Einfluss äusserer Bedingungen unregelmässig auf und ab, doch so, dass die meisten Menschen eine allmähliche, langsame Gewichtszunahme erfahren. Als Wachstum aber sollte man diese allmähliche Veränderung des Körpers (welche ja erst im hohen Greisenalter ihren definitiven Abschluss findet) im Beginn des Mannesalters nicht mehr bezeichnen, um Missverständnisse zu vermeiden. — Ausser den absoluten Wachstumszahlen sind die r e l a t i v e n von grosser Wichtigkeit. Im ersten Lebensmonate, bei einem Gewicht von ca 3000 gr beträgt der tägliche Zuwachs rund 30 gr = 10 gr auf 1 kgr vorhandene Körpersubstanz oder 1% derselben. In der Mitte des ersten Jahres ist der relative tägliche Zuwachs ca 0,3% der vorhandenen Körpersubstanz, am Ende des ersten Jahres noch 0,15%. Von da sinkt derselbe ab auf etwa 0,03% im 5. Lebensjahr (in welchem die kleinste absolute Gewichtszunahme stattfindet), erhält sich auf dieser Höhe bis zur zweiten Periode des grossen Wachstums, in welchem er bei Mädchen wieder auf 0,04%, bei Knaben auf 0,07% steigt. — Bei Tieren ist der relative Zuwachs meist viel grösser, beim Kalb in der ersten Lebenswoche z. B. gegen 5%; hier müssen also etwaige Einflüsse des Wachstums auf den Stoffwechsel weit stärker hervortreten, als beim Kind.

---

1) Eine Anzahl Individuen bleibt in der Entwicklung zurück, derart dass Gewichts- und Längenwachstum mit dem 17. oder 14. Jahre noch nicht vollendet ist, sondern erst in den nächsten Jahren zum Abschluss kommt, wie z. B. die Erfahrungen der Militärärzte bei der Aushebung beweisen.

II. ABSCHNITT.

Der Stoffwechsel des Kindes im ersten Lebensjahre.

In allen Perioden des Lebens ist für den normalen Verlauf der Stoffwechselvorgänge eine zweckmässig zusammengesetzte, an Menge den Verhältnissen entsprechende Nahrung eines der wichtigsten Erfordernisse. Wenn dieser Forderung beim Erwachsenen und älteren Kinde auf sehr verschiedene Weise Genüge gethan werden kann, so wird sie dagegen beim Säugling in den ersten 4—5 Lebensmonaten ausschliesslich, aber vollkommen durch die Ernährung mit Muttermilch oder wenigstens mit Frauenmilch erfüllt. Die künstliche Ernährung der Säuglinge liefert für die Hygiene und Therapie dieses Alters höchst wertvolle Erfahrungen, welche aber für die Physiologie nicht ohne Weiteres und nur mit Vorsicht benützt werden dürfen.

Bei der Ernährung mit Muttermilch kommt nicht nur das Nahrungsbedürfnis des Säuglings, sondern auch die Ergiebigkeit der Milchdrüsen in Betracht; im Durchschnitt werden beide Funktionen einander entsprechen und es ist deshalb über allen Zweifel erhaben, dass man durch Beobachtung der Nahrungszufuhr bei einer Anzahl von Muttermilchkindern und Mittelziehung den wirklichen Nahrungsbedarf des Säuglings kennen lernt und zwar mit grösserer Sicherheit, als dies in irgend einer späteren Altersperiode durch Ermittlung der Nahrung möglich ist. Bei der Ernährung an der Mutterbrust ist abgesehen von der Beschränktheit der Milchproduktion auch die Anstrengung beim Saugen ein Moment, welches die Säuglinge vor Ueberfütterung bewahrt. Künstlich ernährte Säuglinge in den ersten Lebensmonaten, oder entwöhnte in der zweiten Hälfte des ersten Jahres, trinken zu viel, wenn man ihnen Kuhmilch giebt so viel sie begehren, da sie ihre Nahrung erlangen, ohne dabei zu ermüden. Es ist diese Ueberfütterung wesentlich durch den Genuss flüssiger Nahrung verursacht und verschwindet später bei gemischter Kost. So lang sie besteht, kann aus der beobachteten Nahrungs-menge nicht auf den wirklichen Nahrungsbedarf geschlossen werden!

Die Milchsekretion erreicht bei vielen Müttern ihr Maximum im 5. bis 6. Monat nach der Geburt, und sinkt von da an mehr oder weniger schnell. Gegen die Mitte des ersten Lebensjahres bekom-men gesunde Kinder auch die ersten Zähne und damit Lust und Fähigkeit, mit dem Verzehren festerer Kost zu beginnen; durch das Vorhandensein der Zähne wird das Säugen erschwert und so wird um diese Zeit meist mit dem Entwöhnen begonnen, welches in einigen Wochen beendigt sein kann. Gegen Ende des ersten Le-bensjahres bildet dann Kuhmilch unter Beigabe von etwas Mehlstoff oder Ei gewöhnlich die Nahrung des Kindes. Auch im 2. und 3. Lebensjahre spielt bei der Ernährung der meisten Kinder Kuh-milch die Hauptrolle, wogegen die festen Nahrungsmittel und na-mentlich das Brot noch zurücktreten. Es hat dies seinen nächsten Grund in der Schwäche der kindlichen K a u o r g a n e, indessen scheinen auch die V e r d a u u n g s s ä f t e des Kinds noch nicht fähig zu sein, so grosse Massen von Stärkmehl zu bewältigen, wie dies bei der gewöhnlichen Nahrung der Erwachsenen nötig ist. —

Ich habe demnach besonders zu schildern die Verhältnisse beim Muttermilchsäugling etwa bis zum 6. Monat, und die Verhältnisse beim entwöhnten Kind in der zweiten Hälfte des ersten Lebens-jahres. Führen letztere ohne feste Grenze in das spätere Kindes-alter hinüber, so ist für die Methode der Untersuchungen eine solche Grenze freilich vorhanden. Denn diese können erst dann ohne be-sondere Schwierigkeit und korrekt ausgeführt werden, wenn das Kind gelernt hat, die Urin- und Kotentleerung zu beherrschen, also selten vor dem Alter von 1½ Jahren. Auch die Ausscheidung von Kohlensäure und von Wasser durch Haut und Lunge kann beim Muttermilchsäugling nur während der Ruhezeit, zwischen den Mahl-zeiten, nicht aber während des Säugens beobachtet werden. Es ist deshalb im ganzen ersten Lebensjahre und etwas darüber hinaus die Ermittlung der Nahrungsmenge und ihrer Zusammensetzung von ganz besonderer Wichtigkeit; ihre Kenntnis ist die sichere Grundlage, von welcher aus die übrigen Stoffwechselgrössen teils nach unvollkommenen und ungenügenden direkten Beobachtungen, teils nach den allgemeinen Grundsätzen der Stoffwechselphysiologie berechnet oder wenigstens geschätzt werden müssen. Dies ist möglich, weil die Stoffwechselvorgänge beim Säugling und vollends beim ältern Kind nicht spezifisch verschieden sind von denen des Erwachsenen; verschieden ist nur die verhältnismässige und absolute Grösse derselben.

1. Der Stoffwechsel bei Ernährung mit Muttermilch.

Trotz der geringen Schwierigkeit der Untersuchung und der grossen Wichtigkeit des Gegenstandes ist bisher nur bei ganz wenig Kindern die Menge der getrunkenen Mutter- oder Ammenmilch fortlaufend und zuverlässig gemessen worden, und es ist eine dankbare Aufgabe für jüngere Aerzte, diese Untersuchungen zu vervollständigen. Bekanntlich genügt eine Wägung vor, eine nach dem Säugen, um die Milchmenge mit annähernder Sicherheit zu ermitteln. Die Zahlen fallen etwas zu klein aus wegen der perspiratio insensibilis in der Säugzeit, welche im ersten Monat ca 5 gr, im sechsten Monat etwa 12 gr in der Stunde beträgt, eine Korrektur des kleinen Fehlers sollte nicht versäumt werden.

Für die ersten 14 Lebenstage, welche ich besonders schildern will, stehen nur 6 ganz zuverlässig beobachtete Fälle zu Gebot, 4 von Stabsarzt Dr. Hähner, einer von mir; der 6. ist in einer französischen Dissertation (G. Laure »des résultats fournis par la pesée quotidienne des enfants à la mamelle, Paris bei Henri Jouve 1889) veröffentlicht. Die 2 ersten Lebenstage fehlen bei dem letzten Kind; es wurde vielleicht von einer Amme genährt, die 5 andern von der Mutter. Die Mittelwerte aus diesen Beobachtungen sind folgende:

Tabelle V, mittlere tägliche Milchmengen in gr.

1. Lebenstag	2.	3.	4.	5.	6.	7.	8.	9.	10.	11.	12.	13.	14.	15.
33	123	209	290	305	342	400	417	426	413	441	437	516	487	536

Multipliziert man die Tabellenzahlen mit 6 (die 2 ersten mit 5!) so erhält man die Summen, aus welchen die Mittel berechnet sind, und kann später beobachtete Fälle addieren und bessere Mittel erhalten, ohne jedesmal auf die Originalarbeiten von Hähner etc. zurückzugehen. — Unter Lebenstag verstehe ich (in der ersten Woche) 24stündige Perioden, deren erste von der Geburt an gerechnet wird, andere, z. B. Hähner, Kalendertage. Das erste Kind Hähners z. B. ist geboren am 10. Juli vormittags 10½ Uhr und hat am Abend desselben Tages 20 gr Milch getrunken, am 11. Juli morgens 5 und 7 Uhr zusammen 59 gr. Ich rechne für den ersten Tag 79 gr Milch, Hähner nur 20 gr. Als zweiten Tag rechne ich 11. Juli 10½ Uhr bis 12. Juli 10½ Uhr vormittags, Hähner den 11. Juli. Es kommen allerdings nur 2 Fälle Hähners in der Sache in Betracht und die Mittelzahlen werden nicht viel anders, wenn man in der Weise Hähners rechnet, nämlich wie folgt:

1. Tag.	2.	3.	4.	5.	6.	7.
31	114	215	282	304	346	391

Doch musste die Frage erörtert werden, um bei weiteren Untersuchungen Uebereinstimmung in die Berechnungsweise zu bringen. Vom Beginn der 2. Woche an genügt es vollkommen, nach Kalendertagen zu rechnen, was bequemer ist. Tabelle V ist in der Art berechnet, dass 24stündige Perioden für die erste Woche, Kalendertage für die zweite Woche genommen wurden.

Das 3. Kind Hähners war bei der Geburt nur 1620 gr schwer, das französische 4000 gr, das erste trank unter dem allgemeinen Mittel, das letztere darüber, aber erst vom 5. Tag an, denn vorher scheint es an Milch gefehlt zu haben. Im Ganzen gleichen sich diese extremen Fälle aus, z. B. am 7. Tage tranken diese Kinder 156 und 500 gr; am 15. Tage 284 und 695 gr. Die 4 Kinder mit Normalgewicht haben sich nie weit von den Mittelwerten in Tabelle V entfernt. Die einzelnen Tage der Tabelle V sind aber, bei der geringen Anzahl von Fällen, doch erheblich mit unausgeglichenen Zufälligkeiten behaftet und eine Korrektur wegen der letzteren scheint mir angebracht. Ich nehme eine solche unter Berücksichtigung aller mir bekannten Verhältnisse der Kinder vor und komme so zu den Zahlen der Tabelle VI, welche ich für die besten jetzt möglichen halte und welche ich späteren Rechnungen zu Grund legen werde.

Tabelle VI, tägliche Muttermilchmengen abgerundet.

1. Tag	2.	3.	4.	5.	6.	7.	Mitte der 2. Woche.	Ende der 2. Woche
30	130	240	290	330	365	400	450	500

Fasst man alle ältern Angaben über die getrunkenen Milchmengen zusammen (von Krüger, Bartsch, Denneke, Bouchaud, Bouchut, Madame Brès), so erhält man folgende Mittelwerte:

1. Tag	2.	3.	4.	5.	6.	7.	8.	9.	10.	11.
27	150	400	360	530	400	500	540	520	610	620

Es kamen einzelne übermässig grosse Zahlen vor z. B. 700 gr. für den 3., 720 gr für den 5. Tag bei Kindern von 3000 und 3800 gr Gewicht. — Die Zahlen der älteren Autoren sind vom 3. Tag an entschieden zu gross, es mögen viele Ammenkinder sogar künstlich Ernährte zur Statistik beigetragen haben, auch waren die Versuchsmethoden zum Teil sehr mangelhaft. Es ist unstreitig besser, jetzt auf diese älteren Angaben zu verzichten und sich auf die wenigen aber zuverlässig beobachteten neuen zu beschränken, so wertvoll die ersteren seinerzeit als erste Annäherung waren [1]).

---

1) Die Angaben von Denneke beruhen allerdings auf ganz zuverlässigen Beobachtungen; die 10 Kinder, um welche es sich handelt, tranken aber nicht allein an der Brust ihrer Mütter, sondern erhielten zum Teil kondensierte Kuhmilch aus Saugflaschen, zum Teil die Milch von Ammen als Beinahrung neben der Mutterbrust. Die mittlere getrunkene Milchmenge bei den Kindern Denneke's war:

1. Tag	2.	3.	4.	5.	6.	7.	8.	9.
44	135	192	266	352	365	383	411	425

Das mittlere Geburtsgewicht der Kinder betrug 3184 gr, das mittlere Gewicht am Beginn des 10. Lebenstages 3144 gr. Die dargereichte Beinahrung hat also den Gewichtsverlust der ersten Tage nicht verhütet oder schneller wieder ersetzt!

Die mittlere Zusammensetzung von 100 gr Muttermilch für die ersten Tage ist nach den zuverlässigen und wertvollen Analysen von E. Pfeiffer wie folgt:

Tabelle VII.

	Eiweiss	Fett	Zucker	Asche	Wasser
1. u. 2. Tag nach d. Geburt	8,6	2,4	3,1	0,37	85,5
3.—7. Tag	3,4	3,1	·5,4	0,26	87,8
8.—14. Tag	2,5				88,7

Der Gehalt an Fett und Zucker schwankt unregelmässig und erheblich vom 3. Tag an und es ist deshalb hier besser, Mittelwerte für grössere Zeiträume anzunehmen; der Gehalt an Eiweiss nimmt von der Geburt an regelmässig ab und beträgt, wie vorgreifend hier mitgeteilt wird, im 2. Halbjahr nach der Geburt im Mittel nur noch 1,6%. — Die Angaben der Tabelle für den 1. und 2. Tag sind Mittel von 2 Analysen, für den 3.—7. Tag Eiweiss von 12 und für den 8.—14. Tag Eiweiss von 7 Analysen; die Mittelwerte für Fett, Zucker, Asche des 3.—14. Tags sind aus 19 Analysen berechnet. Die Zufuhr an den einzelnen Nahrungsstoffen beträgt demnach:

Tabelle VIII.

	1. Tag	2.	3.	4.	5.	6.	7.	Mitte der 2. Woche	Ende der 2. Woche
Eiweiss	2,6	11,2	8,2	10,0	11,2	12,2	13,6	11,0	12,5
Fett	0,7	3,1	7,4	9,0	10,2	11,2	12,4	13,6	15,5
Zucker	0,9	4,0	13,0	15,6	17,8	19,4	21,6	23,8	27,0
Asche	0,1	0,5	0,6	0,8	0,8	0,9	1,0	1,1	1,3
Wasser	25,6	111	211	255	290	316	351	391	444

Mit einer Zufuhr von 8 Eiweiss, 7 Fett und 13 Zucker, ferner 210 Wasser erhält also das Kind am 3. Lebenstag seinen Körperbestand reichlich! — Ueber die Zufuhr an Eiweiss vom 7. Lebenstag ab siehe Anmerkung auf Seite 23 und »Nachtrag«.

Die Zahl der täglichen Mahlzeiten betrug bei unsern Kindern im Mittel:

1. Tag 1,7; 2. Tag 5,6; 3.—14. Tag 6,5.

3 Kinder tranken am 1. Tag einmal, eincs zweimal, eines dreimal. Vom 6. Kind fehlt hier die Aufzeichnung. Am 2. Tag betrug dic Zahl der Mahlzeiten zwischen 4 und 10. Aehnlich lauten
die Angaben früherer Autoren.

Ueber die Dauer des Säugens sind aus frühercr Zeit keine
sicheren Angaben vorhanden. — Ein Kind Hähners brauchte am
ersten Tag zu 3 Mahlzeiten zusammen 25 Minuten, das meine am
ersten Tag zu einer Mahlzeit 15 Minuten. Vom 2. bis zum 14. Tag
hatte jedes Kind durchschnittlich 7,3 Mahlzeiten im Tag, wozu
Hähners Kind 2 Stunden 2 Minuten, meines 3 Stunden 40 Minuten
brauchte, das erste zu einer Mahlzeit durchschnittlich 17, das andere
30 Minuten. —

Dass Kinder am 1. und 2. Lebenstag an Gewicht einbüssen,
ist bekannt. Bei reifen Kindern beträgt die Abnahme durchschnittlich 200 gr, wovon $^2/_3$ auf den ersten, $^1/_3$ auf den zweiten Lebenstag fallen; bei gesunden Kindern ist der Verlust am 8. bis 10. Lebenstag wieder eingebracht. Die Mittelgewichte unserer 6 Kinder waren:

Geburt	Ende der Tage.								
	1.	2.	3.	4.	5.	6.	10.	13.	14.
2960	2830	2760	2820	2850	2850	2880	2920	2990	3020

3 von den Kindern hatten ihr Geburtsgewicht am 8., eines am
10. Tag wieder erreicht; 2 (das französische und das meinige) noch
nicht am 14. Tag. Das erstere ohne erkennbaren Grund, das zweite
wegen Erkrankung (Abscesse an der Ferse und sekundär am Hinter-
kopf infolgc der Versuche!). Die mittlere Abnahme unserer Kinder
in den 2 ersten Tagen ist die gewöhnliche, die mittlere Zunahme
mit 22 gr täglich vom Ende des 2. bis 14. Lebenstages ist zu klein,
weil abgesehen von den 2 schon erwähnten zurückgebliebenen Kindern auch das zu leicht geborene Kind Hähners immerhin schwache
Fortschritte machte. Die Kinder haben in den nächsten Wochen
durch starke Zunahme das Zurückbleiben reichlich ausgeglichen.

Auch über die anderen Stoffwechselfunktionen in den ersten
14 Tagen will ich kurz berichten, soweit dies für die ersten Lebens-

tage von besonderem Interesse und zuverlässige Angaben vorhanden sind. Die Blase enthält schon bei der Geburt eine kleine Menge Urin im Mittel aus zahlreichen Beobachtungen 7,5 gr. Dieser Urin, mit dem Katheter entleert, war dünn etwa von spezifischem Gewicht 1004 und einem Stickstoffgehalt von 0,2%. In den 2 ersten Lebenstagen, bei sehr knapper Milchzufuhr, ist die Urinbildung natürlich klein, die Entleerungen selten. Die Verhältnisse bei meinem Kinde, dem einzigen bis jetzt, bei welchem Zufuhr und sämtliche Ausscheidungen gleichzeitig beobachtet wurden, waren wie folgt:

	Zeit	Milchzufuhr in gr	Urin in gr
1. Tag	Geburt bis 12 St. nach Geb.	0	13
	12—24 Stunden	10	35
2. Tag	24—36 »	25	0
	36—48 »	66	53
3. Tag	48—72 »	247	172.

Der Urin der ersten Tage muss verhältnismässig konzentriert und von erheblichem Stickstoffgehalt sein. Bei der grossen Schwierigkeit, denselben ohne Verlust zu sammeln und bei den unvollkommen analytischen Methoden der früheren Zeit sind die Angaben über seine Beschaffenheit nur mit Vorsicht aufzunehmen; es wird als Maximum ein spezifisches Gewicht von 1012 und ein Stickstoffgehalt von etwa 0,9% angegeben. — Vom 3. bis zum 6. Lebenstag, bei einer Milchzufuhr von weniger als 400 gr, fand ich bei meinem Kind, dass auf 100 gr getrunkene Milch 60 gr Urin kommen (die Verhältniszahlen für den Urin schwankten zwischen 54 und 70); vom 6. Lebenstag an bis zum Entwöhnen in der 22. Woche, bei reichlicher Milchzufuhr, kamen auf 100 gr Milch im Mittel 68 gr Urin (mit Schwankungen von 61 bis 71 gr). Es zeigte sich, dass schon von der zweiten Hälfte des zweiten Lebenstages die Grösse der Urinbildung im Wesentlichen von der Grösse der Flüssigkeitszufuhr abhängt und beim Neugeborenen nach denselben Gesetzen wie beim älteren Kind und Erwachsenen vor sich geht. Für das Durchschnittskind wird danach die 24stündige Urinmenge aus Tabelle VI

b e r e c h n e t werden können, z. B. für den 4. Tag zu 180 gr, für
den 7. Tag zu 240 gr, für Mitte der zweiten Woche zu 300 gr.
C r u s e welcher die Urinverhältnisse im ersten Monat eingehend
studierte (worüber später Näheres mitgeteilt wird) fand für den 2.
bis 5. Tag 24stündige Urinmengen von 130 bis 230 ccm, als Mittel
einer Entleerung 22 ccm, wonach die Anzahl der täglichen Entleerungen 6—10 ccm beträgt; für den 6. bis 10. Tag 310 ccm, im
Mittel betrug eine Entleerung in dieser Zeit 26 ccm; die mittlere
Zahl der Entleerungen war demnach etwa 12 in 24 Stunden. Die
getrunkenen Milchmengen hat Cruse nicht gemessen. Aeltere Autoren geben, offenbar aus Irrtum, viel zu kleine Urinmengen an,
M a r t i n und R u g e z. B. ca 30 ccm für den 3.—5. Tag; 40 bis
66 ccm für den 4. bis 10. Lebenstag. Entweder hat es sich um
hungernde Kinder gehandelt oder ist eine Menge Urin verloren gegangen. — Die Konzentration des Urines in den ersten Lebenstagen und der verhältnismässig grosse Gehalt an Stickstoff, respektive
Harnsäure sind Ursache oder begünstigen jedenfalls die Entstehung
des H a r n s ä u r e i n f a r k t e s d e r N i e r e. Man findet denselben
bei der grossen Mehrzahl der am 2. bis 8. Lebenstag verstorbenen
Kinder, sehr selten bei Todgeborenen und bei den während des
ersten Tages Verstorbenen. Bei gesunden, gut ernährten Kindern
(wozu die wenigsten der in der ersten Woche Verstorbenen zu
rechnen sein dürften) wird der Infarkt freilich seltener vorkommen
oder nicht bedeutend werden; denn bei normaler Milchzufuhr wird
der Urin schnell genügend verdünnt. Mit dem Harnsäureinfarkt
hängt offenbar auch der von Manchen beobachtete Gehalt einzelner
Urine der ersten Wochen, an Eiweiss, Cylindern, Zellen und Harn-
säurekristallen zusammen, eine Folge der Nierenreizung. Der Infarkt
besteht in einer Verstopfung der geraden Harnkanälchen durch Harn-
säurekristalle und harnsaures Ammon, man sieht schon makrosko-
pisch gelbrote Streifen von der Mitte der Pyramiden gegen den
Hilus hin verlaufen.

Die Menge des M e k o n i u m wird zu 60 bis 90 gr angegeben und
wird dasselbe von gut trinkenden Kindern meist in den ersten

36 Stunden ausgeschieden. Auch ich beobachtete bei meinem Kind 51 gr Mekon am ersten, 23 in der ersten Hälfte des 2. Tages; in der zweiten Hälfte dieses Tages wurden schon 3 gr Kot entleert. Das Mekon entsteht bekanntlich aus verschlucktem Fruchtwasser, Hauttalg und aus Gallenbestandteilen; unter dem Mikroskop sieht man Epidermisplättchen, Härchen, Fetttropfen, Cholesterin, Gallenfarbstoff (dieser in Form von ovalen oder rundlichen, bräunlichen Schollen der Hauptbestandteil), Darmepithel. Die Menge der F ä c e s ist gering, man kann auf 100 gr Muttermilch 1—3 gr rechnen. In den ersten 14 Tagen schien mir die Ausscheidung etwas reichlicher als später (im Verhältnis zur getrunkenen Milch). Sie übersteigt aber bei gut verdauenden und nicht überreichlich genährten Kindern in dieser Zeit nicht leicht 10 gr im Tag. Der Kot ist dick breiig, gelb, in den ersten 3—4 Tagen und zuweilen bis zur dritten Woche mit weissen Flocken durchsetzt, ich fand wider Erwarten einen grösseren Trockengehalt der etwas schleimigen Masse, als gewöhnlich angegeben wird und dem Aussehen entspricht, nämlich 21 bis 23 % Fixa.

Die sogenannte p e r s p i r a t i o i n s e n s i b i l i s (deren eigentliche Bedeutung sogleich dargelegt werden wird) betrug bei meinem Kind am ersten Tag fast 100 gr, am zweiten und dritten Tag 80 und 85 gr und hatte am 6. Tag 100 gr wieder erreicht. Gegen Ende der zweiten Woche betrug sie 130 gr im Tagesmittel. Weitere Beobachtungen hierüber sind mir nicht bekannt geworden. Am 14. Lebenstag fand F o r s t e r die K o h l e n s ä u r e p r o - d u k t i o n eines schlafenden Kindes zu 0,9 gr für Stunde und kgr Körpergewicht, für ein Kind von 3,5 kgr würde dies den 24stündigen Wert von 76 gr geben, wohl etwas zu wenig, weil das Kind während der Säugzeit ($^1/_{12}$ der 24stündigen Periode), jedenfalls mehr Kohlensäure produziert als im Schlaf.

Sind somit auch die einzelnen Stoffwechselfunktionen noch nicht so sicher ermittelt, als wünschenswert wäre, so giebt eine Zusammenstellung des bekannten doch schon ein ziemlich zutreffendes Bild des Gesamtstoffwechsels. Ich gebe zuerst eine Uebersicht über die Ursachen des Gewichtsverlustes der ersten Tage:

Tabelle IX.

	Milchzufuhr.	Verluste.		Gewichtsänderung des Körpers.
1 Tag	30	Persp. insens. Urin Mecon. Summe	100 50 40 190	—160
2 Tag	130	Persp. insens. Urin Mecon. u. Fäces Summe	80 60 40 180	—50
3 Tag	240	Persp. insens. Urin Fäces Summe	87 140 3 230	+10

Die Füllung des Verdauungsschlauches ist am zweiten Tag, nach Entleerung des Mekon, jedenfalls geringer als unmittelbar nach der Geburt; der Körper wird in den 36 ersten Stunden wasserärmer, wie das Versiegen der Urinsekretion in der ersten Hälfte des zweiten Tages und das Zurückgehen der Persp. insensib. beweist. Der wirkliche Verlust an Körpersubstanz in den Hungertagen beträgt daher nicht 200 gr, sondern weit weniger; man kann ihn mit gutem Grund zu etwa 100 gr schätzen. Man hat wie oben schon erwähnt, versucht, den Gewichtsverlust durch gesteigerte Nahrungszufuhr (verdünnte Kuhmilch) ganz zu verhüten, ein Verfahren welches von geringer Einsicht zeugt. Vermehrte Milchzufuhr würde vermehrte Urinausscheidung herbeiführen, wenn die Milch im Darm resorbiert wird und man würde deshalb zu der Zeit, in welcher die grossen Massen Mekonium ausgeschieden werden, bedeutende Mengen verdünnter Kuhmilch, etwa 300 ccm zuführen müssen, um den beabsichtigten Zweck zu erreichen. Damit würde man Kindern im ersten Lebenstage gewiss nichts nützen, hätte vielmehr alle Aussicht, sie mit der schwerverdaulichen Nahrung krank zu machen.

Für das Durchschnittskind am Ende der zweiten Lebenswoche, Gewicht 3,5 kgr, kann ich auf Grund der bisherigen Angaben folgende

Bilanz des 24stündigen Gesamtstoffwechsels aufstellen (die Zahlen und Zeichen für den atmosphärischen Sauerstoff sind des leichteren Verständnisses halber in den beiden folgenden Tabellen mit Zeigern (') versehen).

Tabelle X, Zufuhren in gr.

Elemente	500 gr Muttermilch = 12,5 Eiweiss; 15,5 Fett; 27,0 Zucker; 444 Wasser	Der 24stündige Anwachs von 30 gr enthält	Es bleiben für Ausscheidung von Nahrungs-bestandteilen übrig	Aus der Atmo-sphäre	Insgesamt für Ausscheidung
C	29,5	6	23,5	—	23,5
H	4,5	1	3,5	—	3,5
O	18,4	1,8	16,6	70,2'	86,8
N	2,0	0,9	1,1	-	1,1
Wasser	444	18	426,0	—	426,0
Summen	498	28	470,7	70,2'	541

Tabelle XI, Ausscheidungen in gr.

Elemente	Urin	Kot	Gasförmige Ausscheidungen durch Haut und Lunge		Summe der Aus-scheidungen
			Kohlensäure	Wassergas	
C	0,7	0,8	22	—	23,5
H	0,1	0,1		3,3	3,5
O	0,7	0,3	59'	$15,6+11,2'=26,8$	$16,6+70,2'=86,8$
N	1,0	0,1			1,1
Wasser	347,0	5		74,0	426,0
Summen	350	7	81	104,1	541

Bei Milch, Anwachs, Urin, Kot stimmt die Addition der Ein-zelbestandteile mit den »Summen« nicht vollständig, weil die Asche nicht aufgeführt ist.

Die gasförmige Ausscheidung durch Haut und Lunge bedarf vielleicht noch einer nähern Erläuterung. Ich mache, zunächst der Rechnung halber, die Voraussetzung, dass der Sauerstoff des Urins und Kotes aus der Nahrung stamme, — was übrigens ohne Zweifel auch materiell begründet ist — und dass der hienach übrig blei-bende Sauerstoff der Nahrung (15,6 gr) sich mit einem Teil des disponiblen Wasserstoffes der Nahrung, welcher nach der Tabelle XI 3,3 gr beträgt, zu Wasser vereinige. Es geben danach 15,6 O und 1,9 H zusammen 17,5 Wasser. Der Rest des disponiblen Wasserstoffes der Nahrung, 1,4 gr erfordert zur Oxydation 11,2 gr Sauerstoff der Atmosphäre, sie geben zusammen 12,6 gr Wasser. Die Wasserbildung im Körper beträgt demnach 17,5 + 12,6 = 30,1 gr. Diese 30,1 gr im Körper gebildetes Wasser geben mit 74 gr in der Nahrung zugeführtem und für diesen Zweck noch disponiblem Wasser 104 gr Wasser für gasförmige Ausscheidung*). Die 22 gr des disponiblen Kohlenstoffes endlich erfordern 59 gr Sauerstoff aus der Atmosphäre und geben damit 81 gr Kohlensäure. Die perspiratio insensibilis oder der Verlust beim gasförmigen Stoffwechsel ist aus Tabelle X und XI zu berechnen wie folgt:

Zufuhr an Gasen	Ausscheidung an Gasen	
70,2 Sauerstoff aus der Atmosphäre	81 Kohlensäure	
	17,5 Wasser aus Elementen der Nahrung	30,1 Wasserbildung im Körper
	12,6 Wasser aus H der Nahrung und O der Atmosphäre	
	74,0 Wasser aus zugeführtem Wasser	
70,2	185,1	

185,1—70,2 rund = 115 gr

ist die berechnete perspiratio insensibilis. Dieselbe kann bekanntlich ohne weiteres mit Hilfe der Wage beobachtet werden. Ich fand bei meinem Kinde in diesem Alter 130 gr für 24 Stunden, eine ganz genügende Uebereinstimmung des Einzelfalls mit dem berechneten Mittelwert! Durch 350 gr Urin muss nach Tabelle X und XI 1 gr N ausgeschieden werden. 100 gr Urin enthalten demnach 0,29 N, was bei solchem Urin einem spezifischen Gewicht von etwa 1005 entspricht. Die Autoren, welche Urin in diesem Alter gesammelt und untersucht haben, fanden meist einen viel geringeren Stickstoffgehalt des Urins, etwa 0,15 % N. Aus diesen offenbar irrtümlichen Angaben hat sich die Lehre von dem sogenannten Stick-

---

* Es beträgt die ganze zur Ausscheidung disponible Wassermenge 426 gr, das Urin- und Kotwasser zusammen 352 gr; 426 −352 = 74.

stoffdefizit der Säuglinge entwickelt, von welcher später des Näheren die Rede sein wird.

2. Der Stoffwechsel des Muttermilchsäuglings von der 3. bis zur 22 Lebenswoche.

Für diese Zeit stehen etwas zahlreichere Beobachtungen zu Gebot. Die in 24 Stunden getrunkene Muttermilch wurde ausser bei den schon erwähnten 6 Kindern noch bei weiteren 4 gemessen — in einem Fall von A h l f e l d t , 2 von E. P f e i f f e r , einem von einem württb. Arzt Dr. W e i g e l i n ; letzteres Kind ist früh geboren mit einem Gewicht von 2120 gr und hatte Ammenmilch, die übrigen Muttermilch. Es sind leider nicht alle 10 Kinder bis zum Ende der Periode gesäugt worden, einige Beobachtungen beginnen erst in der 4. Woche. Ich gebe in Tabelle XII Mittelzahlen von Woche zu Woche, nicht für die einzelnen Tage, (obwohl in den Originalarbeiten die täglichen Mengen verzeichnet sind), und die Zahl der Versuchskinder. Es ist also z. B. in der dritten Woche bei 8 Kindern und bei jedem Kind an 7 Versuchstagen, im ganzen also an 56 einzelnen Versuchstagen die Muttermilchmenge gemessen worden. Wenn weitere Fälle veröffentlicht werden sollten, multipliziere man für die 3. Woche den angegebenen Wert 497 mit 8 = 3976, bilde von den neuen Fällen das Wochenmittel der dritten Woche, addire solches zu 3976 und dividiere mit der erforderlichen Zahl, um neue bessere Wochenmittel zu gewinnen.

Tabelle XII, 24stündige Muttermilchmengen in gr; Mittel der betreffenden Woche.

	3. W.	4.	5.	6.	7.	8.	9.	10.	11.	12.
	497	584	653	734	780	803	817	850	764	767
Zahl d Falle	8	10	10	10	10	10	10	10	8	6

	13.	14.	15.	16.	17.	18.	19.	20.	21.	22.
	819	829	838	843	851	875	872	820	862	848
Zahl d. Falle	6	6	6	6	6	6	6	5	5	4

2 Kinder traten am Ende der 10. Woche, 2 am Ende der

2 *

11. Woche ausser Beobachtung und es kann diese unliebsame Störung natürlich nicht durch Rechnung, sondern nur durch weitere Beobachtungen gut gemacht werden. Behält man für die 11. Woche nur diejenigen 6 Kinder bei, welche bis zum Ende beobachtet wurden, so erhält man als Mittelzahl für diese 6 allein 750 gr. Bei dem Kinde, welches am Ende der 19. Woche austritt, ist die Milchmenge schon seit der 14. Woche nicht mehr gestiegen, sondern schwankt in engen Grenzen um den Mittelwert 1155 gr, desgleichen bei dem Kinde, welches am Ende der 21. Woche austritt, seit der 17. Woche um den Mittelwert 870 gr. Diese beiden Kinder hätten zweifellos ihre durchschnittliche Milchmenge weiter getrunken, wenn nicht mit der Entwöhnung begonnen worden wäre; führe ich sie in der Rechnung weiter, als ob sie weiter gesäugt worden wären, so erhalte ich von 6 Fällen für die 3 letzten Wochen folgende Milchmengen;

20. Woche 875; 21. Woche 911; 22. Woche 904,

welche ich vorläufig den unmittelbar beobachteten der Tabelle XII vorziehe. Aus Tabelle V war für Mitte der zweiten Lebenswoche die Mittelzahl 450 zu berechnen. Für das Kind Weigelin ist in der betreffenden Publikation ein Mittelwert für die zweite Woche angegeben (335 gr), jedoch keine Werte für die einzelnen Tage, weshalb der Fall in Tabelle V keine Aufnahme finden konnte, benütze ich aber nunmehr auch diesen Fall, so erhalte ich 440 gr für die Mitte der zweiten Woche.

Es ist unnötig, die Veränderung der Stoffwechselgrössen in der 2. bis 22. Woche von Woche zu Woche des Nähern zu verfolgen. Ich benütze daher die Zahlen der Tabelle XII noch einmal zur Bildung von Mittelzahlen, wodurch zufällige Fehler noch besser als bisher eliminiert werden, und lege d i e s e M i t t e l (siehe Tabelle XIII) weiteren Berechnungen zu Grunde. Ihre Bildung geschah, wie folgendes Beispiel zeigt: Die Werte für die 3. 4. 5. Woche

aus Tabelle XII, $\dfrac{497 + 584 + 653}{3} = 578 =$ Milchbedarf für Mitte

der 4. Woche, welcher in Tabelle XIII abgerundet zu 580 gr angegeben ist.

Tabelle XIII, Milchbedarf in gr.

	Mitte der 2. Woche	Mitte der 4. Woche	Mitte der 7. Woche	Ende der 10. Woche	Mitte der 14. Woche	Mitte der 17. Woche	Ende der 20. Woche
Mittel	410	580	770	800	830	860	890
Beobach. Minim.	210	380	520	600	610	690	700
Beobach. Maxim.	540	810	1040	1170	1160	1130	1150

An sich würde es den Umständen besser entsprechen, für Ende der 10. Woche 2 Mittel anzunehmen, 850 für alle 10 Kinder, 750 für die 6 welche von jetzt ab allein beobachtet werden, aber es würde dadurch die Einheitlichkeit der Darstellung zerrissen. Da übrigens bei Kindern, welche frühzeitig grosse Muttermilchmengen konsumieren, auch frühzeitig ein Beharrungszustand eintritt, derart, dass die tägliche Milchzufuhr viele Wochen lang konstant bleibt, betrifft die Störung hauptsächlich die Zeit zwischen der 10. und 14. Woche, nicht mehr die spätere Zeit. — Graphische Darstellung der Tabelle VI und XIII in etwas grösserem Mass, als hier möglich wäre, ist zu empfehlen, indem dadurch nicht nur der Gang der Erscheinung anschaulicher wird, sondern auch die Interpolation bequemer ist für den Fall, dass Mittelzahlen für andere Zeiten als die von mir gewählten gesucht werden. — Die Minima wurden immer von demselben Kinde getrunken, dem früher erwähnten Kinde Hähners mit Geburtsgewicht 1620 gr, die Maxima von verschiedenen Kindern, das in der 2. Woche von einem Kinde mit dem Geburtsgewicht 3100 gr, die in den späteren Wochen abwechselnd von den zwei Kindern mit den grössten Geburtsgewichten (4000 und 5000 gr), welche auch während der ganzen Beobachtungszeit die schwersten geblieben sind.

Die mittlere chemische Zusammensetzung der Frauenmilch in der vorliegenden Periode ist nicht ganz sicher festgestellt. Fett und Zucker schwanken, wie schon früher bemerkt, regellos doch so, dass der Zuckergehalt der Milch allmählich etwas zunimmt, je mehr man sich von der Geburt entfernt; aber die Mittelwerte von Fett, Zucker

und Asche bei K ö n i g und die von P f e i f f e r gefundenen stimmen
nicht recht. Ersterer hat Fett 3,8%; Zucker 6,2%; Asche 0,3%.
Ich folge den neuesten Angaben von Pfeiffer, welche sich auf 59 Analysen von ihm selbst und Mendes de Lion stützen.

Tabelle XIV, 100 gr Muttermilch enthalten:

	in der 3. 4. 5. Woche	6.—8.	9.—12.	13.—16.	17.—22.
Wasser	88,0	88,0	88,1	88,2	88,3
Eiweis	2,2	2,0	1,9	1,8	1,7
Fett	3,3	3,3			
Zucker	6,3	6,5	wie in 6.—8. Woche.		
Asche	0,25	0,2			

Bezüglich der Milchasche hat B u n g e durch Analysen von
Körpern neugeborener Tiere und ihrer Muttermilch nachgewiesen,
dass das Verhältnis der verschiedenen anorganischen Stoffe in der
Muttermilch fast genau dasselbe ist wie im Körper des Säuglings.
Es kommen nach ihm auf 100 Gewichtsteile der Trockensubstanz:

	K_2O	Na_2O	CaO	MgO	F_2O_3	P_2O_5	Cl
Frauenmilch	0,58	0,17	0,24	0,05	0,003	0,35	0,32
Kuhmilch	1,67	1,05	1,51	0,20	0,003	1,86	1,60

Der mittlere Gehalt der Kuhmilch an Eiweiss beträgt 3,5 %,
der Frauenmilch etwa 2,0%; der grosse Reichtum der ersteren an
Eiweiss und anorganischen Substanzen ist zu verstehen, wenn man
in Betracht zieht, dass das Kalb auf 100 gr zugeführte Kuhmilch
fast dreimal soviel Körpersubstanz ansetzt als das Kind auf 100 gr
zugeführte Frauenmilch, beide in der Zeit des stärksten Wachstums.
Da sich ausserdem die Eiweisssubstanzen beider Milchsorten gegenüber Reagentien und namentlich Verdauungssäften verschieden verhalten (wie hauptsächlich von B i e d e r t nachgewiesen wurde), so ist
klar , dass Kuhmilch wegen ihrer chemischen Verschiedenheit trotz
Sterilisieren und Verdünnung mit Wasser kein vollkommener Ersatz
der Frauenmilch sein kann.

Die Zufuhr an einzelnen Nahrungsstoffen beträgt nach Tabelle XIII und XIV wie folgt:

Tabelle XV.

	Mitte der 4. Woche	Mitte der 7. Woche	Ende der 10. Woche	Mitte der 14. Woche	Mitte der 17. Woche	Ende der 20. Woche
Wasser	510	680	700	730	760	790
Eiweiss	12,8	15,4	15,2	14,9	14,6	15,1
Fett	19,1	25,4	26,4	27,4	28,4	29,4
Zucker	36,5	50,0	52,0	53,9	55,9	57,8
Asche	1,4	1,5	1,6	1,7	1,7	1,8

Verfolgt man die Eiweisszufuhr vom 1. Lebenstag bis zum Ende der 20. Woche in den Tabellen VIII und XV, so zeigt sich, dass dieselbe zwar zunimmt, die Regelmässigkeit der Zunahme aber ab und zu durch Rückschläge unterbrochen wird. Dies entspricht wohl kaum der Wirklichkeit. Der mittlere Gehalt der Frauenmilch an Eiweiss nimmt natürlich nicht sprungweise ab, wie für Tabelle VII und XIV aus den Analysen zu berechnen war, sondern stetig. Könnte man der Rechnung für Tabelle VIII und XV einen stetig abnehmenden Eiweissgehalt der Milch zu Grunde legen, so würden sich keine derartigen Rückschläge ergeben; jedenfalls bleibt die Thatsache bestehen, dass die Eiweisszufuhr vom Ende der ersten Lebenswoche bis zum Ende des Säugens nur um sehr wenig wächst.

Die Zahl der Mahlzeiten in 24 Stunden wurde in der 3. bis 10. Woche bei 7 meiner Kinder beobachtet, sie betrug im Mittel 6,4 (Min. 5, Max. 8); von der 10.—22. Woche hatten 5 Kinder ein Mittel von 5,4 (Min. 4, Max. 8). Die Dauer des Säugens ist auch in dieser Zeit bei denselben Kindern, wie früher, beobachtet worden. Hähners Kind brachte bis zur 17. Woche durchschnittlich 2 von 24 Stunden mit Saugen zu, von da ab 1 Stunde 45 Minuten, mein eigenes Kind in der 24stündigen Periode 3 Stunden 20 Minuten. Von dem Kinde Ahlfeldts ist angegeben, die Dauer einer Mahlzeit habe 15—35 Minuten betragen, im Mittel also 25 Minuten. Da das Kind von der 3.—10. Woche in 24 Stunden durchschnittlich 5,2 Mahlzeiten, von der 10. bis 22. Woche 4,7 Mahlzeiten hatte, hat es ungefähr ebensoviel Zeit mit Saugen verbracht, wie das Kind Hähners.

Forster (im Handbuch der Hygiene von Pettenkofer und Ziemssen) hat folgende Muttermilchmengen gefunden:

Mädchen in der ersten Woche Gewicht 2,5 kgr trank 280 gr täglich; Mädchen am Ende der zweiten Woche 2,7 kgr schwer, trank 500 gr, Knabe 1 Monat alt 4,4 kgr schwer, trank 750 gr.

Die Angaben der ältern Autoren über getrunkene Milchmengen sind folgende:

3.—6. Woche	7.—10.	11.—14.	19.—22.	26.—30.
600	680	710	870	880

Wie man sicht, mit den Werten der Tabelle XIII leidlich stimmend, nicht aber mit den Angaben der älteren Autoren für die ersten 14 Lebenstage (S. 10). Danach wären jedenfalls für die 3.—6. Woche grössere Milchmengen zu erwarten gewesen.

Ich gebe im folgenden die mittleren Gewichte der Kinder, welche an Tabelle XII beteiligt sind in gr; die letzte Ziffer auf Null abgerundet und in der Tabelle der Raumersparnis halber weggelassen.

	Geburts-gewicht	Ende der Wochen.										
		1	2	3	4	5	6	7	8	9	10	11
	318	287	299	318	362	385	407	429	448	468	485	476
Zahl der Fälle	10	8	9	9	10	10	10	10	10	10	10	8

	Ende der Wochen.										
	12	13	14	15	16	17	18	19	20	21	22
	503	517	535	549	567	580	596	613	577	593	604
Zahl der Fälle	6	6	6	6	6	6	6	6	5	5	4

Das Mittelgewicht der 6 Kinder, welche bis zur 19. Woche beobachtet wurden, beträgt in der 11. Woche 4730 gr; in der 20. 21. und 22. Woche beträgt das Mittelgewicht aller 6 Kinder 6230; 6410 und 6550 gr. — Aus den eben angegebenen Zahlen berechne ich weitere Mittelgewichte wie folgt (in kgr).

	Mitte der 4. Woche	Mitte der 7. Woche	Ende der 10. Woche	Mitte der 14. Woche	Mitte der 17. Woche	Ende der 20. Woche
Mittel	3,4	4,2	4,7	5,3	5,7	6,3
Minimum	2,1	2,6	3,0	3,5	3,9	4,5
Maximum	5,1	5,8	6,7	7,5	8,0	8,5

Das mittlere tägliche Wachstum aller Kinder ist wie folgt (in gr):

in der 3. 4. u. 5. Woche	6. 7. 8. Woche	9. und 10 Woche	11. und 12. Woche	13.- 15. Woche	16.—18. Woche	19.—22. Woche
40	30	26	20	22	22	19

Auf 1 kgr Körpergewicht kam Muttermilch und Eiweiss

	Mitte d. 2. W.	Mitte d. 3. W.	Mitte d. 4. W.	Mitte d. 7. W.	Ende der 10. W.	Mitte der 14. W.	Mitte der 17. W.	Ende der 20. W.
Milch	150	160	170	180	180	160	150	140
Eiweiss	4,0	3,8	3,8	3,7	3,2	2,8	2,6	2,4

Für die häufig erwähnten 6 Kinder allein ist am Ende der 10. Woche 160 gr Milch auf 1 kgr Körpergewicht zu rechnen.

Bei der Schilderung der Urinverhältnisse geht man zweckmässiger von theoretischen, als von beobachteten Zahlen aus. Man findet die Urinmenge aus Tabelle XIII unter Anwendung der Regel, dass auf 100 gr getrunkene Milch 68 gr Urin kommt, den Stickstoffgehalt desselben unter der Annahme, dass aller Stickstoff der Zufuhr (abgesehen von dem im Körper aufgespeicherten und im Kot entfernten) durch den Urin abgehe, endlich kann man das spezifische Gewicht nach einigen zuverlässigen Beobachtungen, betreffend Stickstoffgehalt und spezifisches Gewicht des Muttermilchurins, nach dem Prozentgehalt an Stickstoff schätzen. Auf diese Weise komme ich zu den Werten der folgenden Tabelle.

Tabelle XVI, 24stündiger Urin; Werte in gr.

	Mitte der 4. W.	Mitte der 7. W.	Ende der 10. W.	Mitte der 14 W.	Mitte der 17. W.	Ende der 20. W.
24stündige Urinmenge	400	524	544	565	585	605
24stündiger Stickstoff	0,8	1,2	1,2	1,2	1,3	1,4
Stickstoff in 100 Urin	0,20	0,23	0,22	0,21	0,23	0,23
Spezifisches Gewicht			Zwischen 1003 und 1005			

Mit den Zahlen der Tabelle XVI stehen nun allerdings die Beobachtungen im Widerspruch. Der schon erwähnte C r u s e fand:

Alter der Kinder	24stündige Urinmenge			Spezifisches Gewicht	Harnstoff in %
	Mittel	Minimum	Maximum		
10.—30. Tag	370	210	530	1004	0,3
30.—60. Tag	420	280	570	1004	0,3

0,3 % Harnstoff (nach Liebig bestimmt) entsprechen etwa 0,15 %
Gesamtstickstoff. Ein weiterer Forscher, S e e m a n n , fand bei gesunden Kindern:

Alter	Gewicht	Art der Er- nährung	24stündige Urinmenge	Spezifisches Gewicht	N in %
5 Wochen	3,5 kgr	Mutter	260	1005	0,12
6 Wochen	3.9 »	Amme	334	1006	0,07
11 Wochen	5,6 »	Amme	360	1003	0,12
11 Wochen	5,6 »	Amme	380	1004	0,14
8 Monat	6,5 »	Mutter	440	1007	0,12
11 Monat	8,0 »	Mutter	196	1023	0,54
11 Monat	8,0 »	Mutter	430	1020	0,40
11 Monat	8,0 »	Mutter	410	1009	—

Die 24stündigen Urinmengen Cruse's für den 30.—60. Tag sind
zwar klein , aber doch nicht unmöglich wie die Urinmengen Seemanns. Letztere vertragen sich nicht mit den Milchmengen, welche
für gesunde Kinder des betreffenden Alters erforderlich sind! Klein
sind allerdings auch die Gewichte Seemann's für das angegebene
Alter, mit Ausnahme des Eilfwochenkindes. — Die 24stündige Stickstoffausscheidung beträgt bei Cruse 0,6 bis 0,7 gr, bei Seemann von
der 5. Woche bis zum 8. Monat nur 0,3 bis 0,5 gr; erst im 11. Monat
1,1 bis 1,7 gr. — Aus diesen und den noch zweifelhaftern ältern Angaben über Urinmenge und Urinstickstoff und den mangelhaften
ältern Analysen der Muttermilch, welche einen viel zu hohen Stickstoffgehalt derselben ergaben, hat sich die bereits erwähnte Lehre
vom »S t i c k s t o f f d e f i z i t d e r S ä u g l i n g e« entwickelt. Während beim Erwachsenen aller Stickstoff der Zufuhr, welcher nicht

im Körper aufgespeichert wird, in Urin und Kot nachzuweisen ist,
sollte dies beim Säugling nicht der Fall sein, sondern eine beträcht-
liche Menge Stickstoff auf andern noch unbekannten Wegen ausgeschieden werden. Diese Lehre kann aus mehrfachen, durchschla-
genden Gründen heutzutage nicht mehr aufrecht erhalten werden.
Denn 1) ist höchst unwahrscheinlich und durch keine weitere Beobachtung auf dem Gebiete des Stoffwechsels unterstützt, dass ein
so fundamentaler Prozess, wie die Zersetzung des zugeführten Eiweiss, beim Säugling anders verlaufe als beim Erwachsenen. 2) Sobald Urin und Kot getrennt und sicher aufgefangen werden können,
verschwindet das Stickstoffdefizit vollständig, ob nun die Nahrung
des Kindes ausschliesslich aus Kuhmilch oder aber aus
gemischter Kost besteht. Durch die Beobachtung reinlicher
Kuhmilchkinder wird auch der Einwand widerlegt, dass bei ausschliesslicher Milchkost im Darm Zersetzungen des Eiweisses vor
sich gehen könnten, derart, dass eine Menge Stickstoff in Form
von Darmgasen weggehe, eine entsprechende Menge Eiweiss nicht
resorbiert werde. Für das Muttermilchkind ist diese Annahme schon
deshalb höchst unwahrscheinlich, weil Verdauungskraft des Säuglings und Muttermilch sich ohne Zweifel aufs beste angepasst sind.
Auch müsste, wenn viel Stickstoff in Darmgasen, also in Form von
organischen kohlenstoffhaltigen Verbindungen wegginge, auch eine
gewisse Menge Kohlenstoff in solchen fortgehen und ein »Kohlen-
stoffdefizit« vorhanden sein. Berechnete und beobachtete Kohlen-
säurewerte stimmen aber schon in den ersten Lebenswochen ganz
befriedigend (siehe S. 15 u. 17).

Die ersten Versuche, den Urin von Säuglingen zu sammeln,
wurden in der Weise angestellt, dass man bei Knaben Rezipienten
von Goldschlägerhaut, Kautschuk oder auch Glas anbrachte. Die
Sammlung gelang aber nur sehr unvollständig und die ersten Forscher erhielten viel zu niedere Werte für den 24stündigen Urin.
Bouchaud scheint der erste gewesen zu sein, welchem die Bestimmung der Urinmenge annähernd gelang, indem er Charpie in die
Rezipienten brachte und solche trocken und nass wog. Er fand in

24 Stunden 560 gr Milch und 360 gr Säuglingsharn, also auf 100 Milch 64 Harn. Ich selbst hatte ein Mädchen zu beobachten und verfiel auf eine ähnliche Methode wie Bouchaud: ich hüllte das Kind von der Brust an wasserdicht ein und wog die Umhüllung trocken und nass. Den Kot bestimmte ich durch Abschaben von den Windeln, so gut es eben ging. Häufiges Aufbinden und Reinigen ist bei diesem Verfahren notwendig, sonst bekommen die Kinder Exkoriationen und Abscesse, im Uebrigen ist es einfach und sehr zuverlässig, kann aber nur dazu dienen, die Menge des Urins zu bestimmen. Einzelne Entleerungen zur Analyse sammelt man bei Mädchen und Knaben einfach, indem man die Kinder nackt (oder mit kurzem Oberkleid) auf eine wasserdichte Unterlage legt und jede Entleerung sofort abgiesst. Die Kinder sind gewöhnlich unruhig oder schreien wenn sie nass geworden sind, was die Beobachtung erleichtert. Verunreinigung des Urins durch Kot kann vermieden oder jedenfalls bemerkt werden. Will man die entleerte Urinmenge genau bestimmen, so muss das nass gewordene Kind und die Unterlage mit gewogenem Filtrierpapier abgetrocknet werden. Nachts kann diese Methode natürlich nicht Anwendung finden.

Ich habe nach derselben bei mehreren Kindern Urinproben gesammelt. Zunächst bei meinem mehrfach erwähnten Kinde bei Muttermilchnahrung in der 20. Woche. Dasselbe hatte während oder unmittelbar nach dem Säugen eine Urinentleerung; in den nächsten 1—1 1/2 Stunden kamen 3—4 Entleerungen, in den folgenden 1—1 1/2 Stunden bis zur nächsten Mahlzeit kam keine Entleerung. Die mittlere Menge einer Entleerung betrug 20 ccm. Bei 6 Mahlzeiten in 24 Stunden wäre also auf wenigstens 24 Entleerungen zu rechnen. Sodann bei einem Knaben im 11. Monat, welcher ausschliesslich Ammenmilch trank. Ich erhielt von morgens 8 Uhr bis abends 8 Uhr am ersten Tag 566 und am zweiten 570 Urin. Die Grösse der einzelnen Entleerungen wurden hier nicht besonders notiert. Endlich sammelte ich den Urin an zwei Tagen bei einem mit Kuhmilch und Zuckerwasser ernährten Mädchen in der 22. Woche, von morgens 8 Uhr bis abends 8 Uhr, worüber später berichtet werden soll.

Cruse und Seemann haben bei Knaben Rezipienten ange-
wandt und versichern, allen Urin ohne Verlust, wenn auch nach
manchen vergeblichen Versuchen, erhalten zu haben. Aus der Beschreibung der Versuche geht aber nicht hervor, wie es ihnen möglich war, sich namentlich während der Nacht von der Unmöglichkeit
von Verlusten zu überzeugen. Bei weitern Versuchen derart ist es unerlässlich, gleichzeitig die getrunkene Milchmenge und die Kotmenge
zu beobachten und an einigen Tagen zuverlässige Kontrollversuche,
sei es nach der Weise von Bouchaud oder von mir, zu machen.
Cruse giebt an, er sei nur bei Benützung einer ganz weichen Sorte
von Condoms zum Ziel gekommen, diese aber haben sowohl an
destilliertes Wasser als an Urin eine schleimige Substanz abgegeben,
so dass die Flüssigkeiten trüb wurden, Essigsäure dichte Flocken
aus denselben fällte und der Urin ein- oder mehrmals filtriert werden musste, ehe er zu Analysen benützt werden konnte. Von seinen
Versuchskindern macht Cruse folgende Angaben: ihr mittleres Geburtsgewicht betrug 3300 gr; die täglichen mittleren Gewichtsveränderungen waren (in gr):

2. Tag —22; 3. Tag —11; 4. T. —5; 5. T. —3; 6.—10. T. +2;
10.—30. Tag +21; 30.—60. Tag +31.

Die Kinder wurden sämtlich von Ammen gestillt, bci welchen
im Durchschnitt 4½ Monate seit der Geburt verflossen waren. Den
täglichen Kot schätzt Cruse auf nahezu 80 gr! Die Ausnützung der
Nahrung und des zugeführten Stickstoffes dürfte demnach sehr
schlecht gewesen sein. Seemann hat keine Angaben über das
Aussehen des von ihm gesammelten Urins, er bestimmte den Stick-
stoff nach der Methode von Schneider-Seegen, welche etwas zu niedere
Werte liefert und seine Analysen flössen kein grosses Vertrauen ein.
Er giebt z. B. für das Kind mit 6 Wochen und mit 11 Wochen, zweite
Analyse, folgendes an:

Urinmenge	Spez. Gewicht	100 Urin enthalten			
		N	Phosphorsäure	Chlornatrium	CaO
334	1006	0,07	0,041	0,07	0,004
380	1004	0,14	0,046	0,10	0,004

Es ist nicht erklärlich, wie der erste Urin Seemanns ein höheres spezifisches Gewicht haben konnte als der zweite. Denn er erhielt offenbar weniger organische und anorganische Fixa. Entweder waren die Urine erheblich verunreinigt oder sind die Analysen unrichtig, oder die spezifischen Gewichte falsch.

Ich selbst habe früher bei meinem Mädchen ein Stickstoffdefizit angenommen auf Grundlage von Analysen einzelner Muttermilchproben und der oben erwähnten einzelnen Urinproben, von welchen die ersten einen Eiweissgehalt von 3 %, die letztern einen Stickstoffgehalt von 0,16 % ergeben hatten. Seitdem aber der mittlere Gehalt der Frauenmilch an Eiweissstoffen richtig gestellt und seitdem ganz sicher nachgewiesen ist, dass beim erwachsenen Menschen, beim ältern Kind und bei Säugetieren ein Stickstoffdefizit nicht vorhanden ist (was im Jahre 1878 noch zweifelhaft war), kann man solches meines Erachtens unmöglich beim Säugling annehmen auf Grund von Versuchen, welche trotz aller Mühe der Beteiligten doch ziemlich unzuverlässig sind. — Bei dem oben erwähnten, von mir gesammelten Tagurin des Knaben im 11. Monat fand ich folgendes: 1. Tag: Menge 566 spez. Gewicht 10033 (mit Piknometer bestimmt); Gesamtstickstoff 0,167 % (nach Will-Varrentrap bestimmt); Stickstoff nach Hüfner 0,142 %; Stickstoff der Harnsäure (nach Ludwig bestimmt) 0,005 %. Am 2. Tag: Urinmenge 570, spez. Gewicht 1004 (Aräometer); Stickstoff nach Hüfner 0,14 %; Stickstoff der Harnsäure 0,005 %. Es kommen demnach auf 100 Gesamtstickstoff 84 Stickstoff nach Hüfner, welche bekanntlich von Harnstoff und Ammoniak herstammen, und 16 Stickstoff von allen übrigen stickstoffhaltigen Urinbestandteilen, worunter 3 von der Harnsäure. Dieser Säuglingsurin hatte die charakteristischen Eigenschaften des V e r d a u u n g s u r i n s, desjenigen Urins also, welcher bei Erwachsenen und ältern Kindern in den 3—4 ersten Stunden nach der Hauptmahlzeit abgesondert wird: nämlich grossen Reichtum an Harnsäure und überhaupt an stickstoffhaltigen »Extraktivsubstanzen«. Im m i t t l e r e n 24stündigen Urin der Erwachsenen kommt auf 100 Gesamtstickstoff 89,4 Stickstoff nach Hüfner, also nur 10,6 Stickstoff der

Nhaltigen »Extraktivsubstanzen«, worunter 2 Stickstoff der Harnsäure. — Da der Säugling während der Tagesstunden zahlreiche Mahlzeiten zu sich nimmt, muss der während dieser Zeit entleerte Urin die Eigenschaften des Verdauungsurins haben, wenn die Stoffwechselvorgänge beim Säugling und beim Erwachsenen dieselben sind. Das beobachtete Kind dürfte in 24 Stunden 1200 bis 1300 gr Ammenmilch getrunken und gegen 20 gr Eiweiss im Tag zugeführt haben. Wenn der nicht ermittelte Nachturin cc. 300 gr betragen hat mit einem Stickstoffgehalt von 0,3 %, so konnte aller Stickstoff durch den Urin ausgeschieden werden, welcher nicht im Körper aufgespeichert oder im Kot enthalten war, ohne alles Defizit!

Ueber die Menge der anorganischen Bestandteile des Säuglingurins liegen noch zu wenige und zu schwankende Angaben vor, als dass sichere Mittelzahlen gebildet werden können. Als Beispiel mögen die oben angeführten Angaben Seemanns dienen. Derselbe wollte durch seine Arbeit den Nachweis führen, dass bei gesunden und bei rhachitischen Kindern die Kalkausscheidung im Urin sehr gering ist.—Die Reaktion des Urins ist beim Säugling sauer.

Einzelne Kotproben zu chemischen Analysen werden erhalten, indem man bei gefülltem Mastdarm, also möglichst lang nach einer spontanen Kotentleerung, ein Kautschukbougie einführt; es erfolgt darauf eine Entleerung, welche unmittelbar in einem gewogenen kleinen Tigel aufgefangen und zunächst zur Trockenbestimmung verwendet werden kann. Da Elementaranalysen des Frauenmilchkotes bisher nicht vorliegen, stellte ich vor Kurzem eine Untersuchung in dieser Richtung an, über welche am Schlusse dieses Abschnittes näher berichtet werden soll.

Um die 24stündige Kotmenge zu bestimmen, müssen die natürlichen Entleerungen abgewartet werden. Meist erhält man dieselben durch Urin verunreinigt; wenn man ab und zu eine nicht mit Urin benetzte Kotmenge bekommt, kann sie einen Teil des Wassers an die Windeln abgegeben haben. Durch Beobachtung des bloss liegenden Kindes die natürlichen Entleerungen zu bekommen, gelingt nicht so leicht, meistens erst, wenn die Kinder älter und die

Entleerungen seltener geworden sind. Es sind infolge dieser Schwierigkeiten die Angaben über die 24stündige Kotmenge nicht ganz
exakt. Ich fand bei meinem Kinde, dessen Milchzufuhr im spätern
Säuglingsalter etwas unter dem allgemeinen Mittel war (in der 10.
Woche 650 gr, in der 22. Woche 760 gr Muttermilch), zwischen der
3. und 22. Woche nur 3 bis 7 gr Kot täglich, wonach auf 100 getrunkene Milch kaum 1 gr Kot kam. In der 17., 18., 19. Woche sammelte ich allen Kot, 119,8 gr in 15 Entleerungen. Eine Entleerung
betrug also im Durchschnitt 8 gr (beobachtetes Min. 1 gr, Max. 22 gr)
die mittlere 24stünd. Menge betrug 5,7 gr. — Die Zahl der täglichen
Entleerungen betrug in den ersten Lebenswochen meines Kindes
2—4, später kam in 2—3 Tagen nur eine Entleerung, gegen Ende
des Säugens und bei Ernährung mit Kuhmilch kam täglich eine
Entleerung. Uffelmann, welcher die meisten Untersuchungen über
Muttermilchkot gemacht hat, rechnet als Mittel von mehreren Kindern 3 gr Kot auf 100 getrunkene Milch. Die Ausnützung der Frauenmilch ist also jedenfalls eine sehr gute. Bei gut verdauenden Kindern mit mässiger Milchzufuhr ist aber die Ausnützung der Milch
besser, als bei reichlich genährten und daher der Unterschied bei
den einzelnen Kindern. Für das Durchschnittskind im Alter von 3
bis 22 Wochen werde ich die Zahlen Uffelmanns (3 gr Kot auf 100
Milch und 4 gr Kotfixa auf 100 Milchfixa) zu Grunde legen, obwohl
mir diese Kotmengen etwas zu gross und weitere Beobachtungen
(allerdings gleichzeitig mit Messung der getrunkenen Milch) wünschenswert erscheinen. Der Kot ist in dieser Lebensperiode gelb,
scheinbar homogen, von Salbenkonsistenz, meist mit Gasbläschen
durchsetzt, er riecht und reagiert sauer. Der Kuhmilchkot dagegen
ist bei guter Verdauung konsistenter, von hellerer Farbe, neutral oder
alkalisch und riecht nach faulem Käse. Die meisten Angaben über
Reaktion des Kotes sind unzuverlässig, weil derselbe mit Urin ver-
mischt war, was von erheblichem Einfluss auf seine Reaktion ist.

Den Wassergehalt des Kotes bestimmte Uffelmann in der
32.—38. Woche, als derselbe ohne Verunreinigung durch Urin aufgefangen werden konnte, im Mittel zu 85%, ähnlich Wegscheider und

ich selbst bei meinem eigenen Kind in dieser Zeit. Von den 15 gr
Fixa, welche demnach auf 100 frischen Durchschnittskot kommen,
bestehen nach Uffelmann 13,5 aus organischer Substanz; 1,5 aber
(also 10% der Fixa) aus Asche. Die Hauptmasse der organischen
Substanz sind Bakterien und Kokken, ferner enthalten die 13,5 gr
2—3 gr Fett, nämlich eigentliche Fette, Seifen und freie Fettsäuren.
0,2 gr der Fettsäuren sind an Erdalkalimetalle gebunden. Ferner
schätzt Uffelmann cc. 0,2 gr Eiweiss und 0,2 gr Cholestearin in 100
frischem Kot, etwas Schleim, Gallenbestandteile (Urobilin und Bili-
rubin), sowie Milchsäure, aber keinen Milchzucker. Von Zersetzungs-
produkten des Eiweiss fanden sich Leucin, Tyrosin, Indol zuweilen,
Phenol und Skatol nie. — Fast ein Drittel der gesamten Kotasche,
also 0,5 auf 100 frischen Kot, bestehe aus Kalk. Die Kotasche braust
mit Säuren auf.

Bei genauer Untersuchung zeigt sich, dass der Kot nie ganz
homogen, sondern immer mit weisslichen Klümpchen durchsetzt ist,
mikroskopisch erweisen sich dieselben als bestehend aus Bakterien-
und Kokkenhaufen, aus Fettropfen und Fettkristallen durch mehr
oder weniger Eiweisssubstanz verkittet; aus Kristallen von fettsaurem
Kalk. Ausserdem sieht man Epitel- und Körnchenzellen, zuweilen
Hefezellen, Cholestearintafeln, gelben Farbstoff und mitunter Bili-
rubinkristalle, Schollen ohne Struktur. — Der herrschende Pilz im
Kot ist das bacterium coli commune, daneben findet man auch noch
das bacterium lactis aërogenes. Der eigentliche Sitz des letzteren
sind aber die obern Darmpartien, in welchen es den Milchzucker in
Milchsäure, Kohlensäure und Wasserstoff spaltet, welche Gase (neben
abgeschluckter Luft) die oben erwähnten Bläschen des Kotes bilden.
Im Dünndarm scheint die saure Reaktion des Speisebreies hauptsächlich von Milchsäure herzurühren; die des Kotes in den untern
Darmpartien rührt von freien Fettsäuren her, welche unter dem Einfluss des Bacterium coli aus Neutralfetten entstehen sollen. — Die
übrigen zahlreichen Bakterien und Kokken, welche im Kote gefunden wurden, sind nicht von solcher Bedeutung, dass sie hier einzeln

anzuführen wären. Die Kenntnisse über die Mikroben im Darm hat man hauptsächlich E s c h e r i c h zu verdanken.

Nach den Angaben Uffelmanns würde der Kalk im Darm des Muttermilchsäuglings auffallend schlecht ausgenützt, was mit den anderweitigen Angaben, die Verhältnisse des Kalks betreffend, nicht vereinbar ist. 800 gr Muttermilch enthalten nämlich nach Bunge 0,26 CaO. Wenn auch nur 20 gr Kot auf diese Milchzufuhr kommen, so müsste derselbe nach Uffelmann immerhin 0,1 gr CaO enthalten (da auf 100 frischen Kot ca 0,50 CaO kommen sollen). Es bleiben zur Resorption täglich also nur 0,16 CaO, eine ganz ungenügende Menge für die Knochenbildung in diesem Alter. Man schätzt nämlich die tägliche Ablagerung von CaO im Körper im Mittel des ersten Lebensjahres zu 0,4 gr. Wahrscheinlich ist der Kalkgehalt der Frauenmilch kurz nach der Geburt erheblich grösser als der von Bunge gefundene Mittelwert und nimmt ähnlich wie das Eiweiss im Verlauf des Säugens ab; kleiner aber dürfte der Kalkgehalt des Kotes kurz nach der Geburt sein.

Meine Versuche über die Zusammensetzung des Frauenmilchkotes verliefen wie folgt:

Das benützte Kind, ein Knabe, trank ausschliesslich Muttermilch, war von normaler Beschaffenheit (Gewicht am 53. Lebenstag 4500 gr).

I. Am 12. Lebenstag konnte ich eine freiwillige Entleerung im Tiegel auffangen:

2,7575 gr frischer Kot gaben 0,5950 = 21,6% Fixa.

Am 20. Lebenstag Abends wurde eine Entleerung durch ein eingeführtes Bougie herbeigeführt (ebenso an allen folgenden Versuchstagen). Diese künstlich veranlassten Entleerungen waren meist ungewöhnlich gross, dafür wurde von dem Kinde freiwillig ungewöhnlich selten Kot entleert, wenn die Sammlungen im Gang waren.

9,2600 gr Kot vom 20. Tag gaben 2,0050 = 21,6%.

Endlich wurde am 21. Tag Abends Kot gesammelt:

16,9130 gaben 3,9305 Fixa = 23,2%.

Der mittlere Gehalt des Kotes an festen Bestandteilen betrug also, aus den 3 Beobachtungen berechnet, 22,6%.

Die Trockensubstanz aller 3 Entleerungen wurde nun vereinigt. Das Gemisch enthielt 6,0% Asche; 4,4% N; 51,7% C und 8,0% H. Aus der Differenz ist also für O 29,9% zu berechnen. Im Soxhletapparate erhielt ich 20% Extrakt mit Aether; wurden die gepulverten Fixa mit Salzsäure angesäuert und sodann mit Aether extrahiert, so erhielt ich 29,1% Extrakt.

Sämtlicher Kot war dem Anschen nach ziemlich dünn, etwas schleimig, gelb mit zahlreichen weissen Flocken, er reagierte wie der Kot bei II immer schwach sauer.

II. Am 53. Lebenstag, Abends wurde eine Entleerung mit dem Bougie bewirkt, nachdem das Kind seit 24 Stunden keine freiwillige Entleerung gehabt hatte. Wie gewöhnlich konnte aller Kot im Tiegel gefangen werden mit Ausnahme der geringen Menge, welche am Bougie hängt oder gelegentlich versprizt.

15,4270 frischer Kot geben 3,2815 = 21,3% Fixa.

Am 54. Lebenstag Abends, nachdem keine freiwillige Entleerung seit dem Abend des 53. Tages stattgefunden, wurde das Bougie wieder eingeführt. Es kam zuerst nur Gas, sodann eine Portion Kot, nach ca 3 Minuten die 2te weit grössere Portion Kot.

I. Port. 4,8475 frischer Kot gab 1,0120 = 20,88% Fixa.

II. Port. 13,8393 frischer Kot gab 2,8325 = 20,47% Fixa.

Der Kot bei allen 3 Entleerungen war diesmal hellgelb, scheinbar homogen, von Salbenkonsistenz, mit kleinen Gasblasen durchsetzt. — Sämtliche 6 Trockenbestimmungen geschahen bei 105 °, ohne Zusatz von Oxalsäure zum Kot.

Der mittlere Gehalt des Kotes II. an Trockensubstanz, aus den drei Versuchen berechnet, betrug 20,9 %.

Die Trockensubstanz aller 3 Entleerungen wurde vereinigt und lieferte 9,9 % Asche; 5,1 % N; 54,7 C und 8,1 H; aus der Differenz ist also für O 22,2 % zu berechnen. Im Soxhletapparate erhielt ich 14,8 % Extrakt mit Aether allein und 23,9 % Extrakt mit angesäuertem Aether. —

Da das Kind im Laufe des 3. Monats Kuhmilch als Beinahrung bekam, konnte der Versuch nicht fortgesetzt werden.

Ich fand für die p e r s p i r a t i o i n s e n s i b i l i s bei meinem Kind, dessen Milchmengen wie schon bemerkt von der 4. Woche an etwas unter Mittel waren, in den Sommermonaten folgende Werte:

4. Woche	7. W.	14. W.	22. W.	
130	150	220	280	absolut
35	37	42	46	auf 1 Kgr. Körper- gewicht berechnet.

Das Kind ist am 1. ·April geboren, die Sommerhitze machte sich namentlich in der 22. Woche durch relativ geringe Urinaus- scheidung (auf 100 Milch 60 Urin) und grosse Perspiration sehr bemerklich. Andere Beobachtungen über perspir. insensibilis sind meines Wissens bisher nicht veröffentlicht worden; auch die Aus- scheidung der Kohlensäure und des Haut- und Lungenwassers ist in dieser Lebensperiode nicht gemessen. Werte können aber für das Durchschnittskind in der 20. Woche (Körpergewicht 6,6 Kilogr.) mit genügender Sicherheit berechnet werden, wie in folgenden Ta- bellen geschehen ist (die Zahlen für den atmosphärischen Sauer- stoff sind mit Zeiger ′ versehen).

Tabelle XVII, Zufuhr.

	900 gr Muttermilch = 15,3 Eiweiss; 29,7 Fett; 58,5 Zucker und 795 Wasser.	der tägliche Zu- wachs von 17 gr enthält	bleibt für Ausscheidung	aus der Atmo- sphäre
C	55,2	3,6	51,6	
H	8,3	0,5	7,8	
O	37,2	1,0	36,2	151,4′
N	2,4	0,5	1,9	
Wasser	795	10	785	

Tabelle XVIII, Ausscheidungen.

	in 604 Urin	in 25 Kot	in 175,2 Koh- lensäure	in 232 Wasser- gas	Summe der Aus- scheidungen
C	1,1	2,7	47,8	—	51,6
H	0,2	0,4		7,2	7,8
O	1,2	1,3	127,4′	33,7 + 24′	36,2 + 151,4′
N	1,6	0,3		—	1,9
Wasser	598	20		167	785

Die 24stündige perspiratio insensib. ist wie folgt zu berechnen:

Zufuhr an Gas	Ausscheidung an Gasen
151,4' Sauerstoff	175,2 Kohlensäure; aus 47,8 C u. 127,4' O.
	27,0 Wasser; aus 3 H u. 24' O ⎫
	37,9 Wasser; aus 4,2 H u. 33,7 O ⎬ Wasserbildung im Körper.
	167,0 Wasser; aus zugeführtem Wasser.
151,4'	407,1

407,1—151,4 = 255,7 ist der 24stündige gasförmige Verlust. Die gefundene Zahl stimmt, wie man sieht, gut mit meiner Beobachtung.

3. Der Stoffwechsel um das Ende des ersten Lebensjahres bei Ernährung aus-schliesslich mit Kuhmilch und bei gemischter Kost; Ernährung älterer Kinder ausschliesslich mit Kuhmilch; die künstliche Ernährung des Säuglings in den ersten Lebensmonaten.

Von den 10 Kindern, welche zu Tabelle XII beigetragen haben, sind 3 nach der Entwöhnung fortbeobachtet worden:

Das Kind Ahlfelds bis zur 30. Woche, ein Kind Hähners und das meinige bis zum Ende des ersten Lebensjahrs. Das erste bekam Kuh-milch als Beinahrung im Laufe der 28. Woche und wurde schon in den letzten Tagen der 30. Woche ausschliesslich mit Kuhmilch ernährt; es trank in der 30. Woche (als Tagesmittel für die ganze Woche berechnet) 1230 gr Kuhmilch und 86 Muttermilch; in den 2 letzten Tagen der Woche aber 1330 Kuhmilch ohne Beigabe. Die 2 letzten Kinder bekamen von der 23. und 24. Woche an Kuhmilch als Bei-nahrung und waren in der 26. und 28. Woche vollständig auf Kuh-milch gesetzt. Ihre mittleren Tagesmengen waren in der 30. Woche 1200 ccm Kuhmilch (Hähner) und 1320 ccm Kuhmilch (Camerer); dazu trank mein Kind 28 ccm Zuckerwasser mit 1 gr Zucker.

Ich berechne aus den vorhandenen Beobachtungen für die 3 Kinder folgende Mittelzahlen:

	14. Woche	22. Woche	30. Woche
mittlere tägliche Milch-menge	840 Muttermilch	890 Muttermilch	1310 Kuhmilch
mittleres Körpergewicht	5430 gr	6650	7700
mittleres Wachstum in 8 Wochen		1220 gr	1050 gr.

Vom Ende der 30. bis Ende der 34. Woche also in 4 Wochen sind die beiden Kinder Hähner und Camerer im Mittel um 470 gr schwerer geworden (400 und 540); das Kind Ahlfelds wurde nicht mehr beobachtet. Man sieht aus der Tabelle deutlich, wie Kuh-milchnahrung zu Ueberfutterung Anlass gibt, ohne dass eine ent-sprechende stärkere Gewichtsvermehrung der Kinder die Folge wäre.

Ein anderes meiner Kinder, ebenfalls ein Mädchen, war bis zur 15. Woche ausschliesslich von der Mutter gesäugt worden. 14 Tage nach vollendeter Entwöhnung in der 22. Woche, trank das Kind im Mittel von 6 Tagen 1390 ccm Kuhmilch und 187 ccm Zuckerwasser mit 5 gr Zucker, letzteres gegen Mitternacht. Sein Körpergewicht betrug damals 6800 gr. Man kann nach diesen Beispielen, welche noch um einige vermehrt werden könnten, in Uebereinstimmung auch mit der frühern Lehre, annehmen, dass das Durchschnittskind in der 40. Woche 1350 ccm Kuhmilch trinkt.

Am Ende des ersten Lebensjahres hat mein Kind im Mittel von 3 Versuchstagen verbraucht: 1563 ccm Kuhmilch, 9 gr Brot, 20 gr Kalbsbraten, 6 gr (geschälten) Apfel; das Kind Hähners als Mittel einer längern Beobachtungszeit 1500 ccm Kuhmilch und ein weiches Ei; alles natürlich in 24 Stunden. Ich berechne unten für Ende des ersten Lebensjahres von beiden Kindern Mittelwerte der zugeführten Nahrungsstoffe. — Die Gewichte der Kinder am Ende des 1. Jahres waren 9470 gr (Hähner) und 8880 gr (Camerer), der mittlere tägliche Zuwachs bei beiden Kindern betrug von der 35. Woche bis zum Schluss des Jahres 11 gr im Tag.

Im Alter von 1 Jahr 52 Tagen, also in der 60. Lebenswoche habe ich ein Kind bei gemischter Kost 4 Tage lang beobachtet.

Dasselbe genoss im Tag nur noch ca 400 ccm Milch und lebte hauptsächlich von Brei, Suppe, Ei. Die Zufuhr von Kohlehydraten war für das Alter wohl etwas zu reichlich, doch war das Kind ganz gesund und kräftig, konnte seit einigen Monaten schon gut gehen und zwar war es sehr beweglich. Sein Körpergewicht betrug 10,3 Kilogr. Es war nicht gesäugt, sondern anfangs mit verdünnter Kuhmilch, später mit Kuhmilch unter Beigabe eines sogenannten Kindermehles ernährt worden. Nach allen diesen Beobachtungen ist die Zufuhr des Durchschnittskindes wie folgt:

Tabelle XIX, Ernährung gegen Ende des 1. Lebensjahres.

Alter u. Gewicht des Kindes	Menge und Art der Nahrung	Wasser	Eiweiss	Fett	Kohlehydrate	Asche	Summe der Fixa.
40 Wochen; 8,6 Kilogr.	1350 ccm Kuhmilch	1177	17,9	49,8	65,9	9,6	173
52 Wochen; 9,9 Kilogr.	etwas gemischte Kost 43 gr Kuhmilch 1530 gr ‾‾‾‾‾ 1573 gr	1363	60,1	59,2	79,7	11,0	210
60 Wochen; 10,3 Kilogr.	gemischte Kost mit wenig Kuhmilch 1380 gr	1190	31,0	21,4	126,4	11,2	190

Es macht sich beim Uebergang von Kuhmilch zu gemischter Kost ein R ü c k g a n g in der Nahrungsmenge bemerklich, offenbar eine analoge Erscheinung wie die abnorm grosse Steigerung der Zufuhr, welche beim Uebergang von Muttermilch zu Kuhmilch zu bemerken war. Erst mit dem Alter von $1\frac{1}{2}$ bis 2 Jahren wird (bei gemischter Kost) ungefähr die gleiche Nahrungsmenge wieder erreicht, welche die Kinder bei Kuhmilchnahrung am Ende des ersten Jahres verzehren. — Ich berechne des Vergleiches halber auch noch die Menge an Nahrungsstoffen, welche ein M u t t e r - m i l c h s ä u g l i n g in der 40. Woche verzehren würde, unter der Annahme, dass seine tägliche Milchzufuhr 1200 gr betragen würde, wie folgt:

Wasser	Eiweiss	Fett	Zucker	Asche
1060	19	39,6	79,0	2,4

Es kommt vor, dass Kinder in dieser Zeit noch ausschliesslich mit Mutter- oder Ammenmilch genährt werden; eine tägliche Milchsekretion von 1170 gr ist beobachtet worden und es wurde so viel von einem der Kinder in Tabelle XII getrunken. — Die übermässig grosse Zufuhr bei Kuhmilch gegenüber der Muttermilch betrifft also ganz besonders das Eiweiss und die Asche.

Bei demjenigen meiner Mädchen, welches schon in der 20. Woche vollständig entwöhnt war, habe ich an 6 aufeinanderfolgenden Tagen Urin und Kot bestimmt. Von ersterm erhielt ich im 24stündigen Mittel 986 gr, wovon 500 auf die Tagesstunden (von morgens 8 Uhr bis abends 8 Uhr) und 486 auf die 12 Nachtstunden fielen. An 2 Versuchstagen wurden die einzelnen Urinentleerungen während der Tagstunden gesammelt, ich erhielt 447 ccm und 506 ccm (in 16 und 14 Entleerungen) spez. Gewicht 1013 und 1010, im Mittel also 10115; die Urinmengen in den anschliessenden Nächten betrugen 465 und 498 gr. Die grösste beobachtete Urinmenge in 24 Stunden war 1095, die kleinste 912 gr. Die mittlere 24stündige Kotmenge betrug 56,2 gr (Min. 35, Max. 87). Die Zufuhr betrug, wie schon erwähnt, 1390 ccm Milch und 187 ccm Zuckerwasser. Folglich kam auf 100 gr Zufuhr 60 gr Urin und 4 gr Kot. — Das andre Mädchen, welches von Geburt an beobachtet worden ist, trank in der 32. Woche (im Mittel von 5 Versuchstagen) in 24 Stunden 1370 ccm Kuhmilch und entleerte 837 gr Urin und 49 gr Kot. Auf 100 gr Kuhmilch kamen 60 gr Urin und 3,5 gr Kot. Die Kotfixa aus dieser Zeit enthielten 4,5 % N. Am Ende des ersten Lebensjahres hatte das Kind auf 1600 gr Zufuhr (fast ausschliesslich Kuhmilch) 99 gr Kot, auf 100 Zufuhr also 6 gr Kot. Bei einem Kind im 4. Monat hat Forster Ausnützungsversuche mit Kuhmilch gemacht. Dasselbe trank (im Mittel von 11 Versuchstagen) in 24 Stunden 1277 ccm Kuhmilch, es kamen auf 100 Trockensubstanz der Nahrung 6 Trockensubstanz im Kot; auf 100 Asche der Nahrung 36

Asche im Kot und auf 100 Kalk der Nahrung gar 75 Kalk im Kot.
Da im Urin sehr wenig Kalk ausgeschieden wird, wurden fast 25 %
des zugefuhrten Kalks im Körper angesetzt. Forster rechnet 1,74 gr
Ca O in der Nahrung, 1,32 gr im Kot und ca 0,4 gr angesetzt.

Ueber die Verhältnisse des Urins und Kotes bei ausschliesslicher Kuhmilchnahrung sind Beobachtungen auch an älteren Kindern und Erwachsenen angestellt worden, welche hier nicht über-
gangen werden dürfen; nämlich von m i r , von A n n a S c h a b a -
n o w a und von R u b n e r. Die beiden ersten fanden, dass Kinder
vom 5. Jahre an bei etwas längerer Dauer der Kuhmilchnahrung
sämtlich an Gewicht abnahmen, da sie von der ihnen schlecht be-
kommenden Nahrung nicht genug zu sich nahmen; die Versuche
Rubners mit Erwachsenen beziehen sich nur auf ganz kurze, meist
eintägige Termine und sind deshalb für die Gewichtsverhältnisse
nicht massgebend.

Es kamen bei meinen 5 Kindern im Alter von 4—12 Jahren
im Mittel von 4 Versuchstagen und allen Kindern, im Ganzen also
von 20 Versuchstagen auf je 100 gr getrunkene Milch 70 gr Urin
(2070 gr Milch und 1560 gr Urin). Bei einem 66jährigen Mann,
welchen ich 6 Tage lang ebenfalls auf Milchkost setzte, kamen
auf 100 gr Milch 65 gr Urin (2080 und 1386). Das Gewicht des
Mannes konnte nicht bestimmt werden, da er mit Oberschenkel-
bruch im Bett lag. S c h a b a n o w a fand bei einem 11jährigen
Kind auf 100 gr Milch 73 Urin (die Milchmengen schwankten an
6 Tagen zwischen 1960 und 2110 gr); R u b n e r hatte im 3tä-
gigen Mittel auf 100 gr Milch 72 gr Urin (2440 Milch und 1760
Urin). Die Menge des Urins bei Kuhmilchnahrung beträgt also auf
100 gr Milch 60 bis 73 gr, und man kann auch hier an der früher
benützten Durchschnittszahl (68 gr Urin auf 100 gr Milch) festhalten.

Der 24stündige Urin meiner 5 Versuchskinder enthielt im Mittel
9,40 gr Gesamtstickstoff; 8,6 gr Stickstoff nach Hüfner, es kamen
also auf 100 Gesamtstickstoff 91,5 Stickstoff nach Hüfner = Stickstoff
aus Harnstoff und Ammoniak und 8,5 Stickstoff aus allen übrigen
stickstoffhaltigen Urinbestandteilen. Solche Verhältnisse trifft man

häufig bei dem 24stündigen Urin älterer Kinder und Erwachsener bei
gemischter Kost. Wie oben angegeben, rechnet man hier imDurchschnitt
auf 100 Gesamtstickstoff 89,4 Stickstoff aus Harnstoff und Ammoniak;
10,6 Stickstoff aus den Extraktivsubstanzen. Da also die organischen Substanzen des Säuglingurins im wesentlichen dieselben sind
wie beim Urin älterer Menschen bei gemischter Kost, so ist es er-
laubt, dem Säuglingsurin dieselbe Elementarzusammensetzung zuzuschreiben, wie sie von C. Voit für den Urin Erwachsener ermittelt
wurde. Setzt man den Ngehalt eines Urins $= 1$, so hat man danach 0,72 C; 0,15 H; 0,78 O in Rechnung zu nehmen. Elementaranalysen von Muttermilch- oder Kuhmilchurin sind meines Wissens
bisher nicht gemacht worden, ohne Zweifel werden sie die eben
mitgeteilte Zusammensetzung bestätigen.

Ein charakteristischer Unterschied besteht jedoch zwischen 24stündigem Urin bei Kuhmilch und solchem bei
gemischter Kost. Ersterer hatte bei einem Gehalt von 0,6 gr N in
100 ccm Urin im Mittel ein spezifisches Gewicht von 1008; letzterer
hat bei demselben Stickstoffgehalt ein mittleres spez. Gewicht von
cc 1012. Das Kochsalz, welches wir bei gemischter Kost reichlich geniessen, bringt diese Erhöhung des spez. Gewichtes zu Stande. —

Ich erhielt bei den ältern Kindern im Mittel aller Versuchstage und aller Kinder auf 100 gr zugeführte Milch 3,3 gr Kot, Rubner 4 gr Kot. Die Ausnützung ist bekanntlich auch von der Menge
der Zufuhr abhängig, sie ist schlechter bei überreicher Zufuhr. Dies
bestätigt sich an den mitgeteilten Zahlen. Ich fand in der 20. und
35. Woche 4 und 3,5 gr Koth auf 100 zugeführte Milch, am Ende
des 1. Lebensjahres bei stärkster Ueberfütterung 6 gr, bei den ältern spärlich ernährten Kindern nur 3,3 gr. Der Wassergehalt des
Kotes war in allen Fällen gleich und nicht Ursache der Erscheinung.

Im Einzelnen war die Ausnützung der Kuhmilch bei meinen
ältern Kindern und dem Erwachsenen Rubners wie folgt (in Prozent des zugeführten Stoffes):

	Fixa	N	Aetherextrakt	Asche
Camerer	6,3	6,3	5,6	47,9
Rubner	9	8	5	47,6

Bei dem 4monatlichen Kinde Forsters ist die Ausnützung der Asche viel besser als bei meinen ältern Kindern und den Erwachsenen Rubners, die Gesamtausnützung ist dieselbe wie bei meinen Kindern.

Die mittlere Zusammensetzung des Kuhmilchkotes bei den ältern Kindern war wie folgt: Der Kot enthielt 23,6 % feste Bestandteile (Min. 16; Max. 27); 100 Kotfixa enthielten 4 gr N (oben ist bei einem Säugling ein Gehalt von 4,5 % N auf 100 Kotfixa angegeben!) 28 % Aetherextrakt, also etwa so viel wie der Frauenmilchkot und 37 % Asche, also etwa 4mal so viel als der Frauenmilchkot (dessen Zusammensetzung siehe S. 35) und doppelt so viel wie der Kot der Erwachsenen bei gemischter Kost. Elementaranalysen bei Kuhmilchkot sind mir nicht bekannt.

Da die Ausnützung der gesamten Kuhmilchfixa beim Säugling und beim ältern Kind gleich gross, die Ausnützung der Asche beim Säugling um ¼ besser war, als beim ältern Kind, wird der Gehalt des Kuhmilchkotes an Asche etwas kleiner sein beim Säugling, als beim ältern Kind, im übrigen aber dürften beide Kotarten von gleicher Zusammensetzung sein.

Es enthalten nach den bisherigen Mitteilungen 100 gr Kotfixa bei ausschliesslicher Muttermilchnahrung 4,4 und 5,1 N; bei Kuhmilch 4,0 und 4,5 N, bei gemischter Kost enthalten 100 Kotfixa nach Voit 6,6 N. Da nun aber der Aschegehalt der 3 Kotsorten sehr verschieden ist, muss der Stickstoff zunächst auf 100 gr aschefreie Substanz berechnet werden. Es enthalten 100 gr organische Substanz bei Muttermilch in der 3. Woche 4,7 N, in der 8. Woche 5,7 N; bei Kuhmilchnahrung etwa 6,4 N, bei gemischter Kost aber 8,0 N. Die organischen Kotbestandteile werden also allmählig reicher an Stickstoff. Berechnet man wie oben beim Urin die Elementarzusammensetzung der organischen Kotsubstanz auf 1 N, so erhält man:

		N	C	H	O
Frauenmilchkot	3. Woche	1	11,7	1,8	6,8
	8. Woche	1	10,7	1,6	4,3
Kot bei gemischter Kost	Erwachsener	1	6,9	1,0	3,4

Es ist noch kurz zu berichten über Urin und Kot des Kindes in der 60. Lebenswoche bei gemischter Kost. Es kamen hier auf 100 gr Zufuhr 54 gr Urin und 6,2 gr Kot (1380 Zufuhr, 755 Urin, 85 Kot waren die mittleren 24stündigen Werte), auf 100 Wasser der Zufuhr kam 64 Urin. Der Urin hatte die Beschaffenheit des von ältern Kindern und Erwachsenen bei gemischter Kost entleerten Urins; er hatte bei mittlerem spezif. Gewicht von 1011 einen Stickstoffgehalt von 0,5 gr auf 100 Urin; auf 100 Gesamtstickstoff fand ich 90,2 N aus Harnstoff und Ammoniak; 9,8 N stammten also von den übrigen stickstoffhaltigen Substanzen, und zwar befanden sich darunter 1,4 gr N aus Harnsäure (siehe hiezu S. 30). Dieser relativ geringe Harnsäuregehalt ist eine Eigentümlichkeit des Urins von Kindern bis etwa zum 12. Lebensjahre bei gemischter Kost, wie ich vor einigen Jahren entdeckt habe. Wie es sich in dieser Beziehung mit 24stündigem Urin bei Kuhmilchnahrung verhält, ist noch nicht untersucht. — Die Ausnützung der Nahrung war nicht besonders gut, es kamen aus 100 gr der betreffenden Zufuhr im Kot:

Gesamtfixa 7

N 16

Aetherextrakt 10

was ich der zu reichlichen Zufuhr von Kohlehydraten zuschreibe. 100 frischer Kot enthielt 14,1 Fixa, 0,8 N und 2,4 sauern Aetherextrakt.

Ich gebe noch eine Bilanz des Stoffwechsels am Ende des ersten Lebensjahres im 24stündigen Mittel, woraus auch die Werte für Kohlensäure, Haut- und Lungenwasser und perspiratio hervorgehen, welche bisher nicht direkt beobachtet worden sind. Letztere und ebenso der Urin kann nämlich in diesem Alter nicht leicht direkt beobachtet werden, weil das Kind schon sehr beweglich, aber noch unreinlich ist. Als mittleres Kindsgewicht für diese Zeit nehme ich 10 Kilogr. an. Ich gebe die Bilanz unter a) für das Kind bei fast ausschliesslicher Kuhmilchnahrung, unter b) für das Kind bei gemischter Kost mit wenig Kuhmilch, wie ich es in der 60. Woche beobachtet habe. Ich nehme für a (das Kind mit Kuhmilch) auf

100 gr Nahrung 65 gr Urin und 4 gr Kot an, für b sind die direkt beobachteten Werte zu Grund gelegt.

Tabelle XX, Zufuhr.

	Nahrung						
	a 1570 gr = 60 Eiw.; 59 Fett; 80 Zucker 1360 Wasser	b 1380 gr = 31 Eiw.; 21,4 Fett; 126 Kohlenhydrat 1191 Wasser	tägl. Zuwachs von 10 gr für a und b enthält	bleibt für Ausscheidung		aus der Atmosphäre	
				a	b	a	b
C	110,4	86,8	2,1	108,3	84,7		
H	16,4	12,8	0,3	16,1	12,5		
O	62,0	73,4	0,6	61,4	72,8	324,4′	228,2′
N	9,4	5,0	0,3	9,1	4,7		
Wasser	1360	1191	6	1354	1185,0		

Tabelle XXI, Ausscheidungen.

	in Urin		in Kot		in Kohlensäure		in Wassergas		Summe der Ausscheidungen	
	a	b	a	b	a	b	a	b	a	b
	1000	755	63	85	359,7	283,0	461	483		
C	6,1	2,7	4,1	4,8	98,1	77,2	—	—	108,3	84,7
H	1,3	0,6	0,6	0,7	—	—	14,2	11,2	16,1	12,5
O	6,6	3,0	2,0	2,4	261,6′	205,8′	52,8+62,8′	67,4+22,4′	61,4+324,4′	72,8+228,2′
N	8,5	4,0	0,6	0,7	—	—	—	—	9,1	4,7
Wasser	975	730	48	73	—	—	331	382	1354	1185,0

Die perspiratio insensibilis, in bekannter Weise berechnet, beträgt für a 496 gr und für b 538 gr. Mein Kind hatte in der 32. Woche im Mittel von 5 Tagen 384 gr perspir. insensib., bei einem Gewicht von 7,20 kg, also 53 gr auf 1 kg. Später konnte die perspirat. insens. wie bemerkt nicht mehr beobachtet werden.

Man wird weder die Ernährung bei a, noch die bei b billigen
können, die erste wegen der offenbaren Ueberfütterung, die zweite
wegen der schlechten Ausnützung der Nahrung im Darm, einer bekannten Folge allzureichlicher Zufuhr von Kohlehydraten. —

Am Schlusse dieses Abschnittes und bevor ich zu dem Stoffwechsel im spätern Kindesalter, bei gemischter Kost, übergehe, mögen
noch einige allgemeine Bemerkungen Platz finden. Mancher Leser
wird vielleicht die Aufstellung vollständiger Stoffwechselbilanzen für
zu kühn, und die Resultate der Rechnung für zu unsicher halten,
da einzelne Stoffwechselgrössen zugestandenermassen direkt noch
gar nicht, andre nicht mit genügender Genauigkeit beobachtet sind.
Doch sind meine Mittelwerte besser begründet, als auf den ersten
Blick scheint. Die Menge und Zusammensetzung der getrunkenen
Milch ist mit genügender Sicherheit bekannt, ebenso der tägliche
Zuwachs des Kindes. An diesen Zahlen werden künftige Untersuchungen nicht mehr viel ändern, obwohl eine Fortsetzung derselben, namentlich der so leicht zu machenden Messung der Muttermilchmengen wünschenswert ist. Unbekannt ist allerdings die mittlere Zusammensetzung des gesamten Kindskörpers. Es wäre in
grossen Städten eine nicht allzu schwicrige und höchst interessante
Arbeit, den Wassergehalt, Aschegehalt, Gehalt an Aetherextrakt,
ferner den Gehalt an C, H, O und N bei einigen neugebornen, halb-
jährigen und einjährigen Kindern zu erforschen. Ich habe meinen
Berechnungen zu Grunde gelegt, dass 100 gr Kindskörper enthalte
wie folgt:

Wasser	Asche	C	H	O	N
60	6	21,5	3,2	5,9	3,1

Sollten sich diese Zahlen als nicht ganz richtig erweisen, wie
wahrscheinlich, so wird der Einfluss des Fehlcrs auf die Stoffwechsel-
bilanz doch nicht gross sein. Daran, dass aller Stickstoff der Zufuhr, welcher nicht zum Ansatz im Körper kommt, in Urin und Kot
ausgeschieden wird, ist nach dem früher über den Gegenstand
angcführten nicht zu zweifeln; man kennt also den N für Urin und

Kot zusammen mit genügender Sicherheit. Sollte ich beim Mutter-milchkind etwas zu viel Kot und also etwas zu viel N im Kot an-genommen haben, was möglich ist, so macht dies nur einen sehr kleinen Fehler zu Ungunsten des Urins, da die absoluten Werte für den Kot so klein sind.

Ueber das Verhältnis der Elemente in der organischen Substanz des Urins und Kotes ist oben berichtet worden, da nun Urin- und Kotmenge, deren Gehalt an Wasser und festen Bestandteilen, sowie an Stickstoff bekannt ist, können die übrigen Elemente von Urin und Kot berechnet werden.

Ich verkenne nicht, dass es wünschenswert wäre, weitere ge-naue Messungen und Analysen an tadellos gesammeltem Urin und Kot, mit den feinern modernen Methoden und und Hilfsmitteln an-zustellen, das Resultat werden solche im grossen und ganzen nicht abändern. Dass die geführten Rechnungen innerhalb der Schranken einer mässigen und zulässigen Unsicherheit richtig sind, geht auch aus der Uebereinstimmung zwischen beobachteter und berechneter perspir. insensibilis hervor.

Man hält vielfach nicht nur Wägungen und Messungen, son-dern auch ganz genaue Analysen der Nahrung, des Urins, des Kots, der gasförmigen Ausscheidungen bei einem und demselben Indivi-duum für absolut notwendig bei exakten Stoffwechseluntersuchungen. Für viele Untersuchungen und namentlich für Untersuchungen der fundamentalen Thatsachen, also z. B. der Stickstoffbilanz u. s. w. trifft dies zu. Aber man vergesse nicht, dass man bei solchen Untersuchungen genötigt ist, das Versuchsobjekt, Tier oder Mensch, unter a b n o r m e Lebensbedingungen zu bringen. Ge-naue Analyse der Nahrung führt eine gewisse Einfachheit und (wenn der Versuch längere Zeit dauert) Einförmigkeit derselben notwendig mit sich, welche sich mit dem Wohlbefinden des Menschen nicht verträgt und jedenfalls von dem, was beim frei le-benden geschieht, erheblich abweicht. Schlüsse von einem im Re-spirationsapparat lebenden, abnorm genährten Menschen oder vol-lends Kinde auf frei lebende Individuen sind nur mit grosser Vor-

sicht zu machen. Diesen Gefahren des exakten Versuches gegenüber hat die Statistik frei Lebender ihre volle Berechtigung. Stehen
gute und zahlreiche Wägungen und Messungen der Nahrungsmittel
des Urins, Kots, Körpergewichts zur Verfügung, so können schon
hieraus wertvolle Schlüsse gezogen werden. Die Unsicherheit,
welche daraus entsteht, dass die chemische Beschaffenheit der Zufuhr und Ausfuhr geschätzt und nicht direkt beobachtet wird, gleicht
sich eben durch Mittelziehung aus zahlreichen Fällen wieder aus.
Am besten wird man freilich ein gemischtes Verfahren beobachten
und so habe ich selbst mich bei den bisher mitgeteilten und bei
den nun folgenden Untersuchungen allerdings bemüht, möglichst
zahlreiche und genaue Analysen der Nahrung und Ausscheidungen
zu machen, wobei ich bei Beobachtung der ältern Kinder die oben
erwähnte Einförmigkeit der Nahrung bis zu einem gewissen Grade
in Kauf nehmen musste. Ich glaube damit an die äusserste Grenze
des Zulässigen gegangen zu sein und würde bei weitern Versuchen
lieber auf grössere chemische Exaktheit, als auf diejenige Abwechs-
lung in Speisen und Getränken, welche ich noch gestattet habe,
verzichten. Bezüglich der Einzelheiten in dieser Beziehung muss
ich auf meine Originalarbeiten verweisen. —

Wenn man also die bisher gewonnenen Werte für nahezu richtig halten darf ist es der Mühe wert, dieselben zusammenzustellen,
um den Gang der Erscheinungen während des ersten Lebensjahres
noch weiter zu verfolgen. Es wurde in der Einleitung darauf hin-
gewiesen, dass die relative Grösse der Stoffwechselfunktionen (bezogen auf 1 Kilogr. Körpergewicht) mit zunehmendem Alter ab-
nehme. Dies trifft im ersten Lebensjahre keineswegs immer zu,
im Gegenteil wächst hier häufig nicht nur die absolute, sondern auch
die relative Grösse der Funktionen. Der Grund ist, weil die Bedingungen, unter welchen das Kind lebt, in dieser Zeit sich ausserordentlich verändern. Welcher Unterschied ist zwischen dem warm eingehüll-
ten, in einer 24stündigen Periode 2 Stunden saugenden, fast 22 Stunden schlafenden Säugling der ersten Wochen und dem so beweg-
lichen Kinde am Ende des e r s t e n J a h r e s! Einen erheblichen

Einfluss übt auch die Beschaffenheit und das Uebermass der Nahrung am Ende des ersten Jahres auf den Gang der Erscheinung. Diesen Verhältnissen entsprechend kommen auf 1 Kilogr. Körpergewicht:

	14. Tag	20. Woche	Ende des 1. Jahres	Erwachsener
perspir. in-sensib.	35	39	52	18
Kohlensäure	26	26	32	13
Wasser durch Haut u. Lunge	33	35	47	14

Ferner kommen von 100 ausgeschiedenem Wasser

	14. Tag	20. Woche	Ende des 1. Jahres	Erwachsener
auf Urin	77	70	61	60
auf Ausscheidung durch Haut u. Lunge	22	27	34	35

Der Rest des Wassers kommt auf Kot. — Das Verhältnis zwischen perspiratio insensibilis und Ausscheidung an Kohlenstoff ist folgendes:

	14. Tag	20. Woche	Ende des 1. Jahres	Erwachsener
in 100 perspiratio insensib. ist Kohlenstoff	18	19	17	20

Ich habe zur Berechnung der Verhältniszahlen für Ende des ersten Lebensjahres aus Tabelle XXI Mittelwerte von a und b gebildet. Rechnet man Kohlenstoff auf 100 perspiratio insensib. für a allein, so kommt der Wert 20; für b allein der Wert 14, eine Folge der übermässig grossen Zufuhr von Kohlehydraten!

Von 100 gr Ausscheidung kommen beim Erwachsenen 59 auf Urin; 35 auf perspirat. insensib. und 6 auf Kot. Beim Kind im Verlaufe des ersten Lebensjahres wie folgt:

	14. Tag	20. Woche	Ende des 1. Jahres
auf Urin	74,2	68,3	60,1
auf persp. insens.	24,3	28,9	34,9
auf Kot	1,5	2,8	5,0

Für Kuhmilchnahrung am Ende des ersten Jahres kommt 64 Urin, 32 persp. insens., 4 Kot, für gemischte Kost 55 Urin, 39 persp., 6 Kot auf 100 Ausscheidung.

Die Menge der zugeführten Nahrung, auf 1 Kilogr. Körpergewicht berechnet, hatte von der 2. bis 20. Woche zwischen 140 und 180 gr. betragen, das Maximum in der 4. bis 10. Woche mit 180 gr (siehe S. 25). Gegen Ende des ersten Lebensjahres betrug sie immer noch 140 bis 160 gr. Die Eiweisszufuhr auf 1 Kilogr. Körpergewicht berechnet, hatte von der 2. bis zur 20. Woche an stetig abgenommen, sie erreicht den ungeheuern Wert von 6 gr auf 1 Kilogr. Körpergewicht bei Kuhmilchnahrung am Ende des ersten Lebensjahres. (Kind kurz nach der Geburt 4 gr, Erwachsener 1,5 gr.)

Anhang, Die künstliche Ernährung des Säuglings im ersten Halbjahr.

Vergleiche ich die jetzige Methode der Säuglingsernährung mit der vor etwa 20 Jahren geübten, der Zeit also, in welcher ich meine Versuche begann, so sind grosse Fortschritte nicht zu verkennen. Einzelne Kinderärzte haben wohl schon früher die Kuhmilch mehr oder weniger vollkommen sterilisiert, die Einführung der S t e r i l i - s a t i o n i n d i e a l l g e m e i n e P r a x i s verdankt man bekanntlich S o x h l e t. Dass der sich selbst überlassene Säugling bei Ernährung mit Kuhmilch erheblich mehr verzehrt, als er an der reichlich absondernden Mutterbrust Nahrung bekommen hätte, lehrten zwar schon die ersten genauen Untersuchungen — von Ahlfeld und mir gleichzeitig 1877 angestellt — mit genügender Sicherheit, aber Vierordt sowohl als ich selbst hielten für möglich, dass von der schlecht verdaulichen Kuhmilch grössere Mengen notwendig seien, als von der viel besser verdaulichen Frauenmilch; wenn auch nicht gerade so viel mehr, als die beobachteten Kinder getrunken hatten. Es ist das Verdienst der K i n d e r ä r z t e und vor allem B i e - d e r t's, dass diese Ueberfütterung heutzutage allgemein als unnötig, ja gefährlich anerkannt ist. B i e d e r t fand, dass namentlich kränkliche Kinder bei seiner »Minimalnahrung« besser gediehen, als mit den bisher üblichen grossen Kuhmilchmengen. Es hat sich dann herausgestellt, dass die Minimalnahrung Biederts ungefähr der Nahrung des Muttermilchkindes, unter gleichen Gewichts- und sonstigen Verhältnissen, entspricht und gegenwärtig herrscht darüber Uebereinstimmung, dass die Menge der Nahrungsstoffe, welche in der Muttermilch zugeführt wird, auch bei künstlicher Ernährung nicht oder nicht erheblich überschritten werden darf. Dass Kuhmilch und deren Präparate der einzig zweckmässige Ersatz für Muttermilch sind und dass dem Säugling in den ersten Monaten von Kohlehydraten nur Zucker gereicht werden darf, ist schon längst allgemein anerkannt. Darüber aber, wie die Kuhmilch den Bedürfnissen des Säuglings am besten anzupassen sei, herrscht noch keine vollkommene Uebereinstimmung. B i e d e r t hält für wichtig, dass das Getränk des Säuglings in den ersten 4—6 Wochen nicht mehr als 1 % Kuhmilchcasein enthalte, er schreibt also für diese Zeit eine Verdünnung der Kuhmilch mit Wasser oder Schleim im Verhältnis 1 : 3 vor; auf 100 gr Wasser sind 5 gr, auf 100 gr Schleim 4 gr Zucker zuzusetzen. In der 6.—12. Woche ist die Mischung 1 : 2, von der 12. bis zur 20. Woche 1 : 1. Auf 1 Kilogr. Körpergewicht sind im allgemeinen 200 cmm der Gemische per Tag zu rechnen. Es kommen nach seinen Vorschriften auf 1 Kilogramm Körpergewicht (Biedert's »Minimalnahrung«):

	1. Monat	2. Monat	3. Monat	4. Monat
Eiweisss	2,3	3,1	2,8	4,2
Fett	4,5	3,6	3,3	4,8
Zucker	6,6	8,0	9,9	11,8

E s c h e r i c h verfährt summarischer: er berechnet nach den Muttermilchanalysen Pfeiffers und nach den getrunkenen Muttermilchmengen von 4 Kindern (welche sämtlich zu Tabelle XII beigetragen haben, nämlich die 2 Fälle von Pfeiffer, der erste von Hähner und der von Ahlfeld; also nach einem jetzt nicht mehr genügenden Material und nach 4 r e i c h l i c h trinkenden Kindern!) die 24stündige Menge der vom Säuglinge in den verschiedenen Lebensperioden aufzunehmenden Nahrungsstoffe, zunächst den Eiweissbedarf. Aus letzterem wird dann die nötige Menge Kuhmilch berechnet. Einem Eiweissbedarf von täglich 10,6 gr entsprechen z. B. 300 ccm Kuhmilch. Die Kuhmilch wird sodann durch Wasserzusatz auf das Volumen der vom Säugling in der betreffenden Lebenszeit getrunkenen Muttermilch gebracht und der Mindergehalt dieser Mischung an Fett und Zucker durch Zusatz von Zucker ersetzt. Dies Verfahren ist allerdings nicht ganz rationell, da nach Tabelle VIII und XV die Eiweisszufuhr bei Muttermilch dem Nahrungsbedarf nicht paralell geht. Der wesentliche Unterschied zwischen Biedert und Escherich besteht darin, dass Biedert individuellen Verhältnissen besser Rechnung trägt; dass er in den ersten Monaten stärker verdünnt und etwas knapper ernährt, als Escherich. Zu den starken Verdünnungen kommt Biedert bekanntlich dadurch, dass er auf die Schwerverdaulichkeit des Kuhmilchkasein besonderes Gewicht legt und grösseres als andere Kinderärzte. Für normale Kinder ist die Methode Escherich's bequemer und gewiss ohne Nachteil, für kränkliche oder in ihren Gewichtsverhältnissen von den Mittelzahlen erheblich abweichende Kinder wird man sich von der Berechnung nach dem jeweiligen Körpergewicht nicht dispensieren können.

Durch die von Biedert vorgeschlagene starke Verdünnung wird auch der Fettgehalt in dem Kuhmilchgemische sehr klein — bei Verdünnung 1 : 4 ist der Prozentgehalt an Fett nur noch 0,9. Da nach Biedert das emulgierte Fett der Milch die Verdauung des Kaseins erleichtert, so ist dieser geringe Fettgehalt unwillkommen in jeder Beziehung. Er macht die Nahrung arm an einem wichtigen Nahrungsstoff und erschwert ihre Verdaulichkeit. Daher empfiehlt Biedert Rahmzusatz zu dem Nahrungsgemisch, sei es in Form des natürlichen Rahmgemenges, oder des aus einer Rahmkonserve hergestellten künstlichen Rahmgemenges. Für Säuglinge in den ersten Wochen sollen solche Mischungen (nach Biedert) etwa folgenden Gehalt haben:

in 100 Nahrungsgemisch

Eiweiss	Fett	Zucker
1	1,7	4

Mit der Rahmkonserve ist eines der modernen Präparate für Ernährung der Säuglinge erwähnt. Als weiteres Mittel, die verdünnte Kuhmilch reicher an Nahrungsstoffen zu machen, wird in neuester Zeit ein Zusatz von chemisch reinem Milchzucker empfohlen, während man sich früher mit Malzzucker oder Rohrzucker begnügte. Dieser Milchzucker wird in der Fabrik von E. Löfflund in Stuttgart nach einem von Soxhlet angegebenen Verfahren hergestellt. Gegen Rahmzusatz macht Soxhlet den Einwand, dass Rahm nicht zu sterilisieren sei.

Die mehrfach erwähnte Schwerverdaulichkeit des Kuhmilchkaseins soll nach dem Vorgang E. Pfeiffers durch Peptonisieren beseitigt werden. In der That sind einige Präparate derart in den Handel gebracht worden. Ein Milchpulver von Timpe in Magdeburg besteht aus Pankreatin und Zucker, und soll dem Nahrungsgemische bei dem Erwärmen vor der Mahlzeit zugesetzt werden. Eine »künstliche Muttermilch«, von Voltmer in Altona hergestellt, ist peptonisiert und mit Rahm versetzt. Die peptonisierte Kindermilch Löfflunds wird folgendermassen hergestellt: Die Eiweisskörper der Milch werden mit Pepsin und Salzsäure peptonisiert, dann mit dem Extrakt von diastasiertem Waizenmehl und kohlensaurem Natron (zu Neutralisation der Salzsäure) gekocht und im Vakuum auf einen Wassergehalt von cc 25 % eingedickt. Die prozentische Zusammensetzung ist

Eiweiss	Fett	Kohlehydrat	Asche	Wasser
11,1	10,0	51,1	3,3	24,4

Die wichtigste Erfindung auf dem Gebiet der Milchpräparate ist ohne Zweifel die einfache Milchkonserve. Die gegenwärtig von Löfflund hergestellte enthält in 100 gr

Eiweiss	Fett	Milchzucker	Asche	Wasser
9,4	10,3	14,1	2,1	64,1

Die Milch wird im Vakuum (ohne jeden Zusatz) auf cc ¹/₃ eingedickt, in Blechbüchsen gefüllt und diese in besonders konstruierten Sterilisatoren keimfrei gemacht. — Es hatte sich ergeben, dass die allgemein geübte Methode der Sterilisation die Konserve zwar meistens, aber nicht sicher vor dem Verderben schützt. Erst nach Jahre lang dauernden bakteriologischen Untersuchungen ist es dem Techniker der Fabrik, Dr. Söldner, gelungen, den Grund der zeitweise eintretenden Zersetzung der Konserve und eine Methode zu ihrer sichern Sterilisierung aufzufinden. Da das Verfahren nicht zum Patent angemeldet und deshalb Fabrikgeheimnis ist, kann ich leider über dasselbe keine nähere Mitteilung machen. Von den andern Präparaten, welche in Handel kommen, passen die meisten mehr für die 2. Hälfte des ersten Lebensjahres und es ist kein Grund, auf solche hier näher einzugehen.

Wenn noch von den Resultaten der künstlichen Kinderernährung die Rede sein soll, so müsste eigentlich unterschieden werden zwischen der ältern Zeit vor Einführung der Sterilisierung und vor der Beschränkung des Ueberfütterns und der Zeit der modernen Kinderernährung. Dies ist leider gegenwärtig noch nicht möglich. Ich gebe in folgender Tabelle Mittel-Gewichte und mittlere Wachstumszahlen künstlich ernährter Säuglinge, im ganzen von 31 Fällen, welche mir zu Gebot stehen (das Geburtsgewicht war 2750 gr oder mehr*).

Tabelle XXII, Gewichte in gr.

bei der Geburt	'am Ende der Wochen													
	1.	2.	4.	8.	12.	16.	20.	24.	28.	32.	36.	40.	44.	48.	52.
3220	3310	3270	3570	4130	4710	5240	5820	6410	6790	7370	7660	7770	8590	9010	9950

Tabelle XXIII, tägliche Gewichtszunahme in gr.

in der 1.—2. Woche	2.—4.	4.—8.	8.—12.	12.—16.	16.—20.
3	21	20	20	19	21
20.—24.	24.—28.	28.—32.	32.—36.	36.—40.	40.—52.
21	14	20	10	4	26

Von der Verschiedenheit der Gewichtszunahme bei Muttermilchkindern und künstlich Ernährten war schon S. 4 die Rede; das

---

*) Im „Nachtrag" konnte ein Vergleich zwischen älterer und neuer Zeit doch noch beigebracht werden.

Wachstum der zu dieser Tabelle beitragenden Kinder ist für künstlich Ernährte sehr befriedigend. —

Als bekanntes Beispiel von Ueberfütterung im f r ü h e n Säuglingsalter (neben den schon erwähnten im s p ä t e r n Säuglingsalter) sei der von F o r s t e r beobachtete Fall angeführt: Kind in 7. Woche, Gewicht unbekannt, Nahrung Mehlbrei mit Milch und Zucker, verzehrte in 24 Stunden: 29 gr Eiweiss, 19 gr Fett und 120 Kohlehydrate. Dagegen im folgenden die künstliche Ernährung eines frühgebornen Kindes nach modernen Grundsätzen! Die Nahrung war bis zur 27. Woche Löfflunds peptonisierte Kuhmilch mit Wasser, sie wurde in Fläschchen vertheilt und nach Soxhlets Angabe ³/₄ Stunden lang sterilisiert. Die Tabelle enthält mittlere 24stündige Zufuhr; Zahlen in gr.

Tabelle XXIV.

Zeit	1.—3. Woche	4. W.	5.	6.	7. 8. 9. 10.	11.-14.	15.-18.	19.-22.	23.-26.
Gesamt-zufuhr	90	235	280	436	687	961	1142	979	1050
Eiweiss	1,1	3,1	3,6	5,9	7,5	10,1	12,2	11,5	14,1
Fett	1,0	2,8	3,4	5,3	6,7	9,1	11,0	10,7	12,7
Kohlehy-drat -	5,1	14,4	17,3	27,1	34,1	46,4	56,1	53,0	64,9
Asche	0,3	0,9	1,1	1,8	2,2	2,9	3,6	3,4	4,2
Wasser	82,4	214	254	396	636	891	1056	900	955
Gewichte a. Ende d. Perioden	Geburt 1330 Ende der 3. Woche 1340	1400	1450	1500	2060	2670	3180	3760	4070
Wachstum	10	60	50	50	560	610	510	580	310

Gegen Ende des 2. Jahres hatte das Kind 7,22 Kilogr. und mit 4 Jahr 7 Monaten 15,13 Kilogr., fast das Normalgewicht für Mädchen dieses Alters, eine Länge von 101 cm. Nach 23 Monaten konnte es sitzen und sich vom Liegen in sitzende Stellung bringen, nach 32 Monaten machte es die ersten erfolgreichen Gehversuche.

III. ABSCHNITT.

Der Stoffwechsel von der Mitte des zweiten Lebensjahres bis zum Ende der Entwicklung.

Es würde die Darstellung unnötig beschweren und wegen beschränkter Zahl der Beobachtungen dem Ausgleich von Zufälligkeiten nicht förderlich sein, wenn ich die Stoffwechselvorgänge von einem Jahr zum andern schildern wollte; es ist zweckmässiger, grössere Perioden zu bilden, natürlich nicht nach Willkür, sondern nach dem natürlichen Zusammenhang. E i n e solche Periode wird also jedenfalls die Zeit des grossen Wachstums sein. Knaben und Mädchen sind von Anfang an gesondert zu behandeln. Meine Kinder, deren Beobachtung die Grundlage der Darstellung bilden muss, haben folgende Geburtstage (ich gebe ihnen auch hier dieselben Nummern, welche sie in der Zeitschrift für Biologie führen);

I. Mädchen	II. Mädchen	III. Knabe	IV. Mädchen	V. Mädchen
1. April 1868	12. April 1870	1. Nov. 1873	2. Sept. 1875	1. April 1877

Nr. I ist von zartem Körperbau, sein Gewicht schwankt seit dem 15. Lebensjahr zwischen 37 und 40 Kilogr.; die andern Mädchen hatten in diesem Alter ein Gewicht von ca 45 Kilogr. erreicht und dies später im wesentlichen beibehalten. Die Länge der Mädchen beträgt zwischen 152 und 156 cm, welche sie ebenfalls mit dem 15. Jahre erreicht hatten. Mein Sohn ist kräftig, nicht korpulent, sein Gewicht beträgt ca 63 Kilogr., seine Länge 177 cm, beides hatte er mit 17 ½ Jahr beinahe erreicht. Die Versuche mit I, II, IV begannen im Januar und Februar 1876, mit V gleich nach der Geburt, mit III im Jahre 1878. I, II, IV waren nie erheblich krank,

Masern und Scharlach hatten sie sehr leicht in 2 aufeinanderfolgenden Monaten (Nov. und Dez. 1876), später leichte Anfälle von
Diphtheritis, von Mumps. III hatte sehr schweren Scharlach im
Dez. 1876, doch ohne bleibende Folgen. Die Versuche wurden
durch diese Erkrankungen nicht gestört, da sie nicht in Versuchsjahre fielen. V hatte weder Masern noch Scharlach, dagegen er-
krankte das Kind schwer an Typhlitis im Alter von 6³/₄ Jahren und
bekam mehrere zum Teil schwere Rückfälle. Ich musste bis zur
vollständigen Erholung im 11. Lebensjahre auf eine Benützung der
bei diesem Kinde gemachten Beobachtungen zur allgemeinen Mittelziehung meist verzichten und gebe sie für die Jahre der Krankheit
besonders an, soweit es von Interesse ist. Folgende Tabelle gibt
eine Uebersicht meiner Einteilung in Perioden und die Besetzung
derselben mit Versuchstagen, letzteres allerdings nicht durchweg
ganz genau der Wirklichkeit entsprechend. Die Versuchsjahre beginnen natürlich selten genau mit einem Lebensjahr, sondern greifen
meist auf 2 Lebensjahre über, was bei der Rechnung zu berücksichtigen war, indes würde eine ausführliche Darstellung des Rechen-
verfahrens zu weit führen. Wer die Zahlen in anderer Weise grup-
pieren will, als ich es gethan, kann dies nach den Originalarbeiten
in der Zeitschrift für Biologie jederzeit thun.

Tabelle XXV.

Mädchen

	Von der Mitte des 2. bis Ende des 4. Jahres	5. 6. 7. Jahr	8. 9. 10. Jahr	11. 12. 13. 14. Jahr	15. 16. 17. 18. Jahr	21. bis 24. Jahr
Zahl der Versuchspersonen	2	3	4	4	4	2
Zahl der Versuchstage für — Nahrung	36	74	68	172	72	48
Urin	72	78	84	192	72	48
Kot	64	78	80	192	72	48
persp. insens.	56	78	60	192	72	48

Wozu ich bemerke: An den 36; 74 etc. Tagen, an welchen die
Nahrung beobachtet wurde, sind immer auch alle übrigen Funk-

tionen beobachtet worden; an den Tagen mit Beobachtung der Perspir. insensibil. musste selbstverständlich auch Urin und Kot beobachtet werden, nie ist Kot beobachtet worden, ohne dass dies gleichzeitig bei dem Urin geschehen wäre. Die ungleiche Besetzung der einzelnen Perioden und Funktionen rührt in erster Linie davon her, dass die Versuche mit den ältern Kindern nicht gleich nach der Geburt begannen und mit dem jüngsten am Ende des 15. Jahres abgeschlossen wurden, zum Teil aber auch davon, dass ich meine Methoden und Hilfsmittel erst nach und nach entwickeln musste. Im 5.—7. Jahre sind an 48 Versuchstagen die Bestandteile der Nahrung nur geschätzt, an 26 durch eigene Analysen mehr oder weniger genau ermittelt worden, im 11.—14. Jahre sind sie an 48 Versuchstagen geschätzt, für 124 Versuchstage liegen Analysen vor, desgleichen sind Analysen vorhanden für alle übrigen hier nicht besonders erwähnten Versuchstage. Vor dem 5. Jahre ist nur der Stickstoff nach Hüfner, von da ab immer auch der Gesamtstickstoff nach Will-Varrentrap ermittelt worden. Für den Urin sind in Tabelle XXV im ganzen 546 Versuchstage angegeben, hiezu kommen 48 Versuchstage für das 7.—10. Lebensjahr des kränklichen Kindes, im ganzen liegen also 594 Beobachtungstage für die Mädchen vor. — An den zuletzt erwähnten 48 Versuchstagen des kranken Kindes sind sämtliche Funktionen beobachtet worden.

Tabelle XXVI.

Knabe

		4. Jahr 11. M. bis 5. Jahr 9. Monat	7.—10. Jahr	11.—14. Jahr	15 J. 2. M. bis 16. Jahr 4. Monat	17. J. 2. M. bis 18 Jahr 4. Monat
Zahl der Versuchstage für	Nahrung	8	44	48	24	24
	Urin	24	48	»	»	»
	Kot	24	48	»	»	»
	persp. insens.	12	48	»	»	»

Im 7.—10. Jahr sind die Nahrungsbestandteile an 24 Tagen nur geschätzt, an 20 durch Analysen ermittelt; an allen andern Versuchstagen sind sie durch Analysen ermittelt. Vom 7. Jahre an

wurde ausser dem Stickstoff des Harnstoffs auch der Gesamtstickstoff des Urins bestimmt.

Die mittleren Gewichte der Kinder und der mittlere tägliche Zuwachs, respective die mittlere tägliche Gewichtsänderung während der Versuchszeit, d. h. während der Monate, in welchen die Versuche angestellt wurden (beim Knaben im 5. und 6. Jahre, z. B. vom 11. Monat des 4. Jahres bis 9. Monat des 5. Jahres) und nicht an den 24 Versuchstagen, waren wie folgt:

Tabelle XXVII, Gewichte in Kilogr. Zuwachs in gr.

Mädchen

		2 —4. Jahr	5. – 7. Jahr	8.—10.	11.-14.	15.-18.	21.—24. J.
Mittelgewichte		12,7 Kilogr.	16,6	22,3	31,9	41,0	44,5
täglicher Zu-wachs	absolut	4,1 gr	3,0	5,2	9,8	5,2	− 2,5
	auf 1 Kilogr. Anfangsge-wicht	0,34	0,18	0,23	0,34	0,14	—

Knabe

			5.—6. Jahr	7.—10.	11.-14.	15.-16.	17.—18. J.
Mittelgewichte			18,0	24,0	34,0	52,8	59,4
täglicher Zu-wachs	absolut		4,8	5,0	9,6	15,7	− 9,0
	auf 1 Kilogr. Anfangsge-wicht		0,27	0,22	0,28	0,31	—

Unter »Anfangsgewicht« ist das Gewicht zu verstehen, welches das Kind (respective Durchschnittskind) am Anfang des jeweiligen Versuchsjahres hatte.

Mein Sohn hatte mit 17½ Jahr in raschem Aufstieg ein Gewicht von fast 62 Kilogr. erreicht, dasselbe sank während des letzten Versuchsjahres ohne nachweisbare Krankheit, wohl infolge angestrengten Studiums auf fast 57 Kilogr. In der folgenden Militärzeit und den ersten Semestern des akademischen Studiums hob es sich rasch wieder auf 63—64 Kilogr. — An den 24 V e r - s u c h s t a g e n des letzten Versuchsjahres hatte er eine kleine G e w i c h t s z u n a h m e , 8 gr im Tagesmittel.

1. Nahrung.

Tabelle XXVIII, mittlere 24stündige Zufuhr in gr, Körpergewicht in Kilogr.

Mädchen

	2.—4. Jahr	5.—7.	8.—10.	11.—14.	15.—18.	21.—24.
Mittelgewicht	12,7	16,6	22,3	31,9	41,0	44,5
Gesamtzufuhr	1183	1402	1638	1723	1612	1990
Eiweiss	46	50	60	68	60	67
Fett	39	30	30	44	35	71
Kohlehydrate	117	182	221	270	219	242
Wasser	957	1120	1315	1322	1273	1586
Eiweiss auf 1 Kilogr. Körpergewicht	3,6	3,0	2,7	2,1	1,5	1,5

Knabe

	5.—6. Jahr	7.—10.	11.—14.	15.—16.	17.—18.
Mittelgewicht	18,0	24,0	34,0	52,8	59,4
Gesamtzufuhr	1517	1699	1909	2314	2378
Eiweiss	64	67	86	102	100
Fett	46	32	34	73	83
Kohlehydrate	197	251	262	287	302
Wasser	1200	1333	1510	1810	1850
Eiweiss auf 1 Kilogr. Körpergewicht	3,5	2,8	2,5	1,9	1,7

Addiert man in der Tabelle die einzelnen Nahrungsbestandteile, so kommt eine Summe heraus, welche etwas kleiner ist als die ,,Gesamtzufuhr". Die Differenz ist Asche, Pektinstoff von verzehrtem Obst, Alkohol. Letzterer kommt nur für das 21.—24. Jahr der Mädchen, für das 15.—16. und 17.—18. Jahr meines Sohnes in Betracht, in den übrigen Perioden beträgt seine tägliche Zufuhr unter 3 gr, hier aber 7, 21 und 15 gr. Es handelt sich um Wein oder Bier. — Ich habe die Asche der Nahrung in den Originalarbeiten überall nach Schätzung angegeben, die von Urin und Kot ist sogar durch Analysen ermittelt; ich glaube aber hier auf nähere Angabe des Aschewertes verzichten zu können, da weitere Folgerungen aus demselben doch nicht gezogen werden könnten, und will nur erwähnen, dass die täglichen Aschemengen der Nahrung zwischen 7 und 17 gr, je

nach dem Alter der Kinder, betrugen. — Der Stoffwechsel der anorganischen Substanzen ist bekanntlich (in der allgemeinen Physiologie) noch ein ziemlich dunkles Kapitel, in welchem die Dunkel-
männer der Medizin, Naturheilkünstler, Vegetarianer u. s. w. mit
Vorliebe sich bewegen, um durch kühne Theorien eigener Erfindung
Kundschaft anzulocken. In seltsamem Gegensatz zu der Empfehlung
und dem Kaufe von »Nährsalzen« steht die Empfehlung des sogenannten Aleuronats als »Kraftmittel«, insofern letzteres aus Cerealien
durch Auswaschen erhalten und also seiner löslichen Salze bis zu
einem gewissen Grade beraubt sein wird.

Bezüglich der Tabelle XXVIII mache ich darauf aufmerksam,
dass man ihre Bedeutung nicht in erster Linie in der a b s o l u t e n
G r ö s s e der Werte zu suchen hat. Kinder von kräftigerem Wuchse
und grösserem Körpergewichte hätten in denselben Perioden grössere Nahrungsmengen verzehrt, als meine Kinder gethan haben.
Man kann aber meine Werte für Kinder von anderem Gewicht umrechnen, weil man ohne erheblichen Fehler annehmen darf, dass
bei Kindern verschiedenen Alters, welche sich i m G e w i c h t e
n a h e s t e h e n, auf 1 Kilogr. Gewicht dieselbe Menge Zufuhr erforderlich sei. Es sei z. B. nach meinen Angaben der Nahrungsbedarf für ein Kind von 2 ½ Jahren mit 15,7 Kilogr. Gewicht zu
berechnen. Man sucht in Tabelle XXVIII das nächstliegende Gewicht meines mittlern Mädchens, also 16,6 und berechnet, wie viel
gr der Nahrungssubstanzen auf 1 Kilogramm d i e s e s Kindes kommen.
Man findet:

Eiweiss	Fett	Kohlehydrat
3,0	1,82	11,0

Ohne Rücksicht auf die Verschiedenheit des Alters berechnet
man daraus 24stündige Werte für das 2 ½jährige Kind von 15,7
Kilogr. wie folgt:

	Eiweiss	Fett	Kohlehydrat
1)	47,1	28,5	173

Gefunden wurde bei einem solchen Kind von Sophie Hasse:

2)	Eiweiss	Fett	Kohlehydrat
	56,4	46,1	134

Die berechneten und gefundenen Zahlen stehen sich näher, als es zunächst scheinen möchte. 2,1 Kohlehydrat ist »isodynam« mit 1 gr Fett und 2,1 Eiweiss und es können sich die Stoffe in diesem Verhältnis (ungefähr) vertreten. In 1) ist ein Ueberschuss von Kohlehydraten, ein Mangel an Fett und Eiweiss gegenüber 2).

Bringt man in 1) die Menge der Kohlehydrate auch auf 134 gr, so stehen 9 gr Kohlehydrate isodynam mit 9 gr Eiweiss und 30 gr Kohlehydrat isodynam mit 14,3 Fett zur Disposition und man erhält als umgerechneten Nahrungsbedarf des 2 ½jährigen Kindes:

3)	Eiweiss	Fett	Kohlehydrat
	47,1 + 9 = 56	28,5 + 14,3 = 43	134

welche Werte mit den beobachteten unter 2) fast identisch sind.

Ueber die Berechtigung solcher Umrechnung wird später nähere Auskunft gegeben werden. Man kann annehmen, dass die Eiweissmengen meiner Tabelle die jeweils notwendigen Minima für die betreffenden Kindergewichte darstellen, unter welche man nicht gehen darf, ohne der Entwicklung des Kindes zu schaden; Fett und Kohlehydrate aber können sich gegenseitig ersetzen und es hängt mehr oder weniger vom Zufall ab, ob bald der eine, bald der andere Nahrungsstoff bevorzugt wird. In Riedlingen in Oberschwaben, meinem frühern Wohnort war gute Milch leicht zu bekommen, hier in Urach ist dies nicht der Fall und somit kam solche seit meiner Uebersiedlung hieher im Dez. 1883 weniger zur Verwendung als früher, obwohl die Kinder zunächst ihrem Alter gemäs noch reichlich Milch hätten trinken mögen. Bei reichlicher Milchnahrung aber spielt das Fett eine grosse Rolle, die Kohlehydrate treten mehr zurück. In den letzten Versuchsjahren (seit 1889) machte sich der Umstand geltend, dass der Bezug guter Süssbutter durch Entwicklung des Molkereiwesens erleichtert war, was wieder eine Steigerung der Fettzufuhr zur Folge hatte.

Für die ärztliche Praxis ist es sehr bequem, wenn der Bedarf an den einzelnen Nahrungsstoffen für die verschiedenen Körperge-

wichte (etwa von 10 bis 60 Kilogramm in geeigneten Abständen)
berechnet wird. Man könnte zu diesem Behufe die Tabelle XXVIII
graphisch darstellen, derart dass die Gewichte als Abscissenwerte,
die zugehörigen Mengen der Nahrungsstoffe als Ordinatenwerte auf-
getragen werden. Für Eiweiss hat dieses Verfahren keinen Anstand,
für Fett und Kohlehydrate stösst man auf die Schwierigkeit, dass
die jeweils beobachteten Mengen als zufällige Befunde zu betrachten
sind, welche regellos schwanken und nicht ohne weiteres zur Aufstellung einer allgemein giltigen Vorschrift benutzt werden können.
In welcher Weise man diese Schwierigkeit zu überwinden hat, kann
erst später gezeigt werden. Die dort berechnete Tabelle enthält
den Bedarf an Nahrungsstoffen für Körpergewichte von 8 bis 60
Kilogramm.

Eine auffallende Erscheinung in Tabelle XXVIII ist der Rückschlag bei den Mädchen im Alter von 15—18 Jahren, die geringe
Vermehrung der Zufuhr beim Knaben im 18. Jahre, bei beiden Geschlechtern unmittelbar nach Vollendung der 2. grossen Wachstumsperiode. Es wird später nachgewiesen werden, dass die Zufuhr der
Mädchen in diesem Alter geradezu ungenügend war. Dieser Befund
erinnert an die Angabe des schwedischen Physiologen Axel Key,
dass Schüler im 18. Lebensjahre, welches der Pubertätsentwicklung
unmittelbar folge, ungewöhnlich häufig mit chronischen Leiden, ha-
bituellem Kopfweh, Blutarmut, Appettitlosigkeit, chronischem Nasen-
bluten u. s. w. behaftet seien, wogegen das 17. Lebensjahr, das
Jahr der stärksten Entwicklung, das gesündeste sei. Bei den Mädchen steht die Erscheinung wohl mit dem Eintritt der Menstruation
in Verbindung. Es ist in der That nicht unmöglich, dass der regelmässig eintretende Blutverlust (dessen Grösse je zu 100—200 gr angegeben wird) und das häufig sich wiederholende Unwohlsein, von
welchem die meisten Frauen während der Menstruation befallen
werden, in den ersten Jahren die Ernährung ungünstig beeinflusst.
Es ist eine bekannte Thatsache, dass die meisten Frauen n a c h
d e m A u f h ö r e n der Menstruation korpulenter werden. Der
Rückschlag ist nur bei den 3 älteren der Mädchen beobachtet

worden, bei dem 4. jüngsten konnte er nicht zum Vorschein kommen (sonst wäre er in den Mittelzahlen der Tabelle XXVIII wohl noch stärker aufgetreten!), weil die Versuche bei diesem Kind schon gegen Ende des 15. Lebensjahres abschlossen. Um diese Zeit aber befand es sich noch in starkem Wachstume ca ½ Jahr verspätet gegenüber den andern Mädchen; ohne Zweifel wegen der langdauernden und schweren Krankheit, welche die Entwicklung so lange aufgehalten hatte. Die Verhältnisse bei diesem Kind sind, so lange es kränkelte, folgende gewesen:

Alter	7 Jahr 9 Monat bis 8 Jahr 11 Monat	9 Jahr 9 Monat bis 10 Jahr 8 Monat
Mittelgewicht	20,1 Kgr.	22,5 Kgr.
tägliches Wachstum	1,1 gr	3,6 gr
Gesamtzufuhr	1290	1370
Eiweiss	47	58
Fett	25	27
Kohlehydrat	166	160
Wasser	1040	1109

Auf 1 Kilogr. Kind kam in der ersten Periode 2,3 gr, in der zweiten 2,6 gr Eiweiss. Die Zufuhr ist erheblich unter dem Mittelwert für das 8. bis 11. Jahr und auch für Kindsgewichte von 20 bis 22 Kilogr.; vom 12. bis 15. Jahr dagegen überschritt sie bei diesem Kind die Mittelwerte erheblich.

Die Angaben anderer Forscher über den Nahrungsbedarf einzelner Kinder stützen sich allerdings nur auf wenige Beobachtungstage und können dem entsprechend weniger ins Gewicht fallen, sie stimmen übrigens mit meinem Befunde fast über Erwarten.

F o r s t e r fand bei einem Kind von 1½ Jahren mit einem Gewicht von 10 Kilogramm bei gemischter Kost:

Gesamtzufuhr	Eiweiss	Fett	Kohlehydrate	Wasser
1180	36	27	150	950

Das Geschlecht des Kindes ist von Forster nicht angegeben; es kam bei diesem Kinde auf 1 Kilogr. Körpergewicht 3,6 Eiweiss.

Sophie Hasse fand folgende Werte bei 6 verschiedenen Mädchen:

Tabelle XXIX, Mädchen nach Hasse.

Alter	2 Jahr 3 Mon.	2 Jahr 6 M.	3 Jahr 6 M.	4 J. 10 M.	8 J. 9 M.	10 J. 7 M.
Gewicht	11,4 Kgr	15,7	17,3	16,8	31,2	39,7
Länge	83,0 cm	92,5	99,0	101,5	129	143
Gesamtzufuhr	1154	1551	1370	1612	1624	1752
Eiweiss	44,6	56,4	50,6	64,6	81,7	87,7
Fett	32,3	46,1	37,5	58,6	86,1	108,7
Kohlehydrat	178	134	205,0	172,0	219	256,0
Wasser	890	1293	1065	1296	1224	1270
Eiweiss auf 1 Kgr. Körpergewicht	3,9	3,6	2,9	3,8	2,6	2,2

Ungemein gross sind bei einem Teil der Mädchen sowohl Gewichte als Zufuhren für das angegebene Alter, namentlich übersteigen die Zufuhren an Fett das übliche Mass weit. — Mehr in den Grenzen des Gewöhnlichen und in guter Uebereinstimmung mit meinen Befunden halten sich die Beobachtungen Uffelmann's bei seinen Knaben.

Tabelle XXX, Knaben nach Uffelmann.

	2½ Jahr	4¼ Jahr	10½ Jahr	14¾ Jahr
Gewichte	12,2	15,2	25,0	42,6
Eiweiss	50,2	55,7	64,6	83,4
Fett	36,6	44,7	46,0	51,0
Kohlehydrate	108	135,8	206	301
Eiweiss auf 1 Kilogr Körpergewicht	4,1	3,7	2,5	1,9

Dies die Resultate bei Beobachtung einzelner Kinder. Es sind nun auch aus den Kostsätzen öffentlicher Anstalten die Mengen der Nahrungsstoffe berechnet worden. Daher folgende Angaben für 1 Kind im Tagesmittel:

	Eiweiss	Fett	Kohlenhydrate	Autor
Waisenkinder 6—15 Jahre alt	79	37	250	Voit
Haus für verwahrloste Mädchen 6—17 Jahre alt	74	18	434	Th. Riedel
Kinderbewahranstalt 8—15 Jahr	87	49	508	W. Schröder

Hildesheim verlangt für Kinder von 6—10 Jahren 69 gr Eiweiss, 21 gr Fett und 210 Kohlehydrate, Simler für Kinder bis zu 15 Jahren 75 gr Eiweiss, 20 gr Fett und 250 gr Kohlehydrate; in Anbetracht des höhern Alters der Kinder eine spärlichere Ernährung als bei Hildesheim. — Man muss bei diesen Angaben in Betracht ziehen, dass in der einen Anstalt die ältern, in der andern die jüngern Kinder die Mehrzahl bilden können, dass die Geschlechter vielleicht nicht gleich stark vertreten sind; ferner dass die Anstalten selbstverständlich auf möglichste Billigkeit bedacht waren, daher die grossen Mengen von Kohlehydraten, die kleinen Fettmengen einzelner Anstalten. Berechne ich bei meinen Kindern aus Tabelle XXVIII Mittelwerte für Mädchen und Knaben, für erstere vom 5. bis 18., für letztere vom 5. bis 16. Jahr, so erhalte ich Eiweiss 70, Fett 40, Kohlehydrate 236. Zieht man in Betracht, dass meine Kinder im Gewicht etwas unter Mittel waren, so ist die Uebereinstimmung zwischen mir und Voit in der That fast grösser, als man erwarten konnte. Der Umstand, dass es sich beidemal um süddeutsche Küche handelte und dass auch in meinem Hause sparsam gelebt wird, mag der Uebereinstimmung günstig gewesen sein. Nach dem von Sophie Hasse mitgeteilten Speisezettel ihrer Kinder herrschte in diesem Hause grösserer Luxus bezüglich des Essens.

Anna Schabanowa hat in der Klinik von Rauchfuss an 14 Kindern und 63 Versuchstagen Beobachtungen über Nahrung, Urin und Kot (bei gemischter Kost) angestellt. Sie hat die Elemente der Nahrung berechnet, indem sie für die in der Anstalt üblichen Kostformen Mittelzahlen derselben schätzte; beobachtet wurde, wie es scheint, bei den einzelnen Kindern nur die Gesamt-

menge des Genossenen. Sch. gibt nur Werte für 1 Kilogr. Kind,
ich rechnete dieselben in absolute Werte um.

Tabelle XXXI, Elemente der Nahrung nach Schabanowa.

	2.—4. Jahr	5.—7.	8.—10.	11.—13.
Gewichte in Kilogr.	10,9	15,6	22,4	26,9
Gesamtzufuhr	1300	1462	1617	1272
N	9,2	9,5	10,3	10,5
C	117,8	129,5	146,7	145,3
H	15,3	18,3	26,2	20,7
O	73,0	96,3	105,3	105,7
Wasser	1090	1212	1326	995

Sch. hat auch Angaben für Wasser und Fixa, woraus ich die
Gesamtzufuhr berechnen konnte. Ihre Angaben stimmen, wie ich
hier vorgreifend erwähnen will, bezüglich der Elemente C, H, O
leidlich mit den von mir aus meiner Nahrung berechneten; nur die
Nzufuhr bei Sch. für die jüngern Kinder ist erheblich grösser als
bei mir. Auch unter sich stimmen die Angaben von Sch. betreffend
N nicht besonders. Berechnet man nämlich die A u s s c h e i d u n g
von N in Urin und Kot ihrer Kinder, so erhält man als Gesamtausscheidung von N:

2.—4. Jahr	5.—7.	8.—10.	11.—13.
7,4	9,1	11,9	12,8

Die Angaben über Nausscheidung sind ziemlich zuverlässig, da
für den Urin A n a l y s e n vorliegen. Es scheint mir also Sch. mit
der Schätzung des Stickstoffs der Nahrung nicht sehr glücklich gewesen zu sein, da Zufuhr und Ausscheidung von N bekanntlich ungefähr gleich gross sein sollten.

Einige weitere Berechnungen, Nahrung betreffend, zu welchen
ich meine Versuchsprotokolle benützen konnte, mögen hier noch
ihre Stelle finden. Die Gesamtzufuhr verteilte sich auf e i n z e l n e
M a h l z e i t e n in folgender Weise:

Tabelle XXXII, von 100 Gesamtzufuhr kommt auf die einzelnen Mahlzeiten:

Mädchen

	5.—7. Jahr	8.—10.	11.-14.	15.—18.	21.—24.	Gesamtmittel
Frühstück 7—8 Uhr morgens	22	18	17	17	16	18,0
10 Uhr vormitt.	4	3	5	4	5	4,4
12 Uhr	26	31	27	29	28	28,5
3—4 Uhr nachmitt.	21	22	21	22	22	21,6
Abendessen 7—8 Uhr abends	26	25	30	29	29	27,5

Knabe

	5.—6. Jahr	7.—10.	11.-14.	15. u. 16.	17. u. 18.	Gesamtmittel
Frühstück	18	12	12	10	13	13
10 Uhr	2	5	8	6	5	5
Mittagessen	33	31	30	28	31	31
3 Uhr Nachmittags	15	24	19	23	20	20
Abendessen	31	28	31	32	31	31

Rechnung darüber zu führen, wie sich die Nahrungsstoffe auf die einzelnen Mahlzeiten verteilen, wäre wohl möglich gewesen; die Sache schien mir aber nicht wichtig genug, um ihr viel Zeit zu opfern.

Es kamen ferner auf 100 Gesamtzufuhr:

	Mädchen				Knabe		
Jahre	8—10	11—14	15—18	21—24	11—14	15—16	17—18
Getränke	66	57	58	58	68	56	52
feste Speisen	34	43	42	42	42	44	48

Endlich erhielt ich im Mittel von 384 Versuchstagen und allen 5 Kindern:

	100 Gesamtzufuhr enthalten	100 Getränk enth.	100 feste Speisen enthalten
Wasser	78 Min. 74 Max. 81	96	53 Min. 46 Max. 59
Fixa	22	4	47

Zu »Getränken« rechnete ich Wasser, Wein, Bier, Milch, Milch-kaffe und Milchthee, dünne Suppen, welch letztere übrigens sehr

selten genossen wurden. — Das Verhältnis der Nahrungsmittel
a n i m a l e r Herkunft zu den Nahrungsmitteln v e g e t a b i l i s c h e r
Herkunft war im Mittel 1 : 2,2 ; Min. (für Vegetabilien) 1 : 0,6; Max.
1 : 3,2. Getränke sind bei dieser letztern Berechnung gar nicht in
Betracht genommen; Milch wurde aber mitgerechnet und natürlich
zu den animalen Nahrungsmitteln gezählt. Die Minima und Maxima
wurden nicht etwa an einem einzigen Tag und einer Versuchsperson
beobachtet, sondern beziehen sich auf das Mittel eines Versuchsjahres und einer Versuchsperson.

Meine Eiweisswerte habe ich teils durch Schätzung nach König
erhalten, meist aber dadurch, dass ich beobachtete Stickstoffmengen
mit 6,25 multiplizierte. — In der Zeitschrift für Biologie B. XXIX
S. 426 u. ff. habe ich den Prozentgehalt der von mir gebrauchten
Speisen an Eiweiss, Fett, Kohlehydraten angegeben, auch Mitteilung
über die Zubereitung der Speisen gemacht. — Meine Art, Eiweiss
zu berechnen, ist also nicht ganz richtig, sondern mit Fehlern behaftet, welche je nach Art der Lebensmittel verschieden gross sind.
In späterer Zeit werden bessere Methoden der Eiweissberechnung
aufkommen, ich gebe daher in folgender Tabelle die A b s t a m -
m u n g d e s E i w e i s s e s an, damit meine Werte später umgerechnet werden können.

Mädchen

		2.—4. Jahr	5.—7. Jahr	8.—10.	11.—14.	15.-18.	21.-24.
	Gesamteiweiss	46	50	60	68	60	67
	Milch	19	17	11	9	4	7
Eiweiss aus	Fleisch	10	11	18	21	21	26
	Ei	6	3	4	4	2	3
	Brot u. Mehlspeisen	7	13	24	28	30	26
	Reis	3	2	1	3	2	3

Knabe

		5. u. 6.	7.—10.	11.—14.	15.u.16.	17.u.18.
	Gesamteiweiss	64	67	86	102	100
	Milch	14	11	4	2	8
Eiweiss aus	Fleisch	21	25	37	49	41
	Ei	8	5	4	8	12
	Brot u. Mehlspeisen	18	24	36	38	33
	Reis	3	1	—	1	2

Addiert man in der Tabelle das Eiweiss aus Milch, Fleisch u. s. w., so ist die Summe etwas kleiner als das »Gesamteiweiss«. Das Fehlende war in Gemüsen und Obst enthalten.

2. Urin.

Tabelle XXXIII, mittlere 24stündige Mengen.

Mädchen

	2.—4 Jahr	5.—7.	8.—10.	11.—14.	15.—18.	21.—24.
Menge { in ccm	670	800	980	930	920	1110
in gr	680	810	1000	950	940	1130
spez. Gewicht	1017	1017	1016	1018	1019	1017
Harnstoff nach Hüfner	12,0	13,8	14,7	17,0	18,0	17,8
Gesamtstickstoff	6,3	7,2	8,3	8,9	9,4	9,4
auf 100 Wasser der Nahrung kommt Urin	71	72	76	70	72	70
Auf 100 Getränk kommt Urin	—	—	94	91	97	96

Knabe

	5. u. 6. Jahr	7.—10.	11.—14.	15.—16.	17.—18.
Menge { in ccm	730	940	1040	840	1040
in gr	740	960	1060	850	1060
spez. Gewicht	1019	1020	1019	1029	1025
Harnstoff nach Hüfner	14,6	15,7	22,4	28,4	26,5
Gesamtstickstoff	7,6	9,3	11,7	14,0	14,1
Auf 100 Wasser der Nahrung kommt Urin	61	70	68	47	56
Auf 100 Getränk kommt Urin	—	—	93	65	85

Der Urin wurde gemessen und nicht gewogen, daher sind die Angaben in ccm die massgebenden, aus welchen die Werte in gr berechnet wurden. Genau sind die Angaben für den Harnstoff nach Hüfner und den Gesamtstickstoff. — Man kann bei mittlern 24stündigen Urinen Harnstoff nach Hüfner in Gesamtstickstoff umrechnen, indem man den Harnstoffwert mit dem Koeffizienten 0,52 multipliziert (bei umgekehrtem Verfahren also den Gesamtstickstoff mit $\frac{1}{0,52}$). In Tabelle XXXIII wird man diese Regel nicht überall genau zu-

treffend finden, weil eben Harnstoff und Gesamtstickstoff direkt
beobachtet wurden und die Regel zwar für mittlere Verhältnisse, nicht für die einzelnen Fälle passt. Uebrigens sind die Abweichungen von der Regel sehr klein. Das spezif. Gewicht jedes
Tag- und Nacht-Urins ist mit guten Aräometern (nach Vogel) gemessen und aus den zahlreichen Einzelbeobachtungen sind die arith-
metischen Mittel genommen worden, ein nicht ganz korrektes Verfahren, welches aber durch kein andres zu ersetzen ist. Ich möchte
den mitgeteilten spezif. Gewichten keinen allzugrossen Wert beilegen.
Dass sie beiläufig richtig sind, sieht man, wenn man sie mit dem
Prozentgehalt der Urine an Harnstoff vergleicht, z. B. für Mädchen:

	2—4	5—7	8—10	11—14	15—18	21—24
Spez. Gewicht	1017	1017	1016	1018	1019	1017
Harnstoff in 100 Urin	1,8	1,7	1,5	1,8	1,9	1,6

Ich habe bei sehr zahlreichen, zu andern Zwecken angestellten
Beobachtungen gefunden, dass bei gemischter Kost ein Urin von
1015 spezif. Gewicht in der Regel 1,5 bis 1,7 Proz. Harnstoff enthält,
was sich auch hier bewährt.

Das kränkliche Kind hatte im 8. und 9. Jahr im Tagesmittel
840 ccm Urin und 12,0 gr Harnstoff, im 9. und 10. 890 ccm Urin
und 14,6 gr Harnstoff, also ziemlich unter dem allgemeinen Mittel
der Mädchen.

Die Urinmenge wächst nicht in gleicher Weise mit Alter und
Gewicht, wie die Nahrungszufuhr, sondern langsamer. Viel langsamer beim Knaben, um wenig langsamer beim Mädchen. Sehr stark
wächst dagegen beim Knaben die Konzentration und der Harnstoffgehalt des Urins. Der Grund der Erscheinung liegt darin, dass die
Perspiration bei ältern Kindern, zumal bei Knaben, bei starker Körperbewegung sehr gross ist und verhältnismässig viel grösser, als beim
jüngern Kind und Erwachsenen. Mein Sohn, in den spätern Versuchsjahren auf einem auswärtigen Gymnasium, konnte zudem nur
während der Ferien beobachtet werden, zu einer Zeit also, in wel-

cher er sich mehr als gewöhnlich im Freien aufhielt. Wenn später
der Anteil der einzelnen Ausscheidungen (Urin, Kot und perspir.
insensib.) an der Gesamtausscheidung berechnet werden kann, wird
das starke Hervortreten der persp., das Zurücktreten des Urins besonders deutlich ersichtlich. Auch in dem Verhältnis des Urins zu
zugeführtem Wasser kommt die Erscheinung zum Ausdruck, ja sogar in dem Verhältnis Urin zu Getränk. Dies Verhältnis zu berechnen,
hat für die Physiologie im allgemeinen und vollends für die des
Kindes freilich keine Bedeutung; in der ärztlichen Praxis aber muss
man sich oft mit der Ermittlung desselben begnügen, um daraus
doch einigermassen zu schätzen, ob die zugeführte Flüssigkeitsmenge
durch die Nieren richtig abgeführt wird. Meist handelt es sich in
derartigen Fällen um gewaltige Getränkemassen, neben welchen das
in festen Speisen zugeführte Wasser fast verschwindet. — Ueber das
Verhältnis des zugeführten und ausgeführten Stickstoffs kann ich erst
später berichten. — Die spärlichen Angaben älterer Autoren über
die Urinausscheidung im spätern Kindesalter sind wie folgt:

	Mädchen	Knaben				
Alter	4½ Jahre	3½ Jahre	6 Jahre	7 Jahre	11 Jahre	13 Jahre
Kindsgewicht	16,8 Kgr.	14	15,5	22,4	24	32,7
24stündige Urinmenge	708	743	1209	1055	1815	756

Die Angaben für Mädchen und die Knaben von 3½ Jahre sind Mittel
von je 4 Kindern; die übrigen Angaben betreffen nur je einen Knaben.

Ueber 24stündige Harnstoffmenge sind folgende Angaben vorhanden (Geschlecht und Gewicht der Kinder, Anzahl der beobachteten Fälle sind nicht angegeben; die Harnstoffbestimmung geschah
ohne Zweifel nach der Titriermethode von Liebig):

	3.—5. Jahr	6. Jahr	7. Jahr	8. Jahr	11. Jahr	13. Jahr
24stündige Harnstoff-menge	14	16,5	18,3	13,5	21,3	19,8

Einen grossen Wert haben derartige vereinzelte Beobachtungen selbstverständlich nicht, wie schon der Anblick der Tabellen mit ihren grossen Schwankungen sattsam beweist.

Schabanowa fand bei ihren 14 Kindern (in der gleichen Anzahl von Versuchstagen wie früher) folgendes:

	2.—4. Jahr	5.—7.	8.—10.	11.—13.
34stündige Urinmenge	750	1060	1260	1140
spez. Gewicht	1011	1012	1013	1014
24stündiger Harnstoff	12,2	14,8	19,0	21,2
derselbe auf 100 ccm Urin	1,6	1,4	1,5	1,9
24stünd. Gesamtstickstoff	6,6	8,0	10,3	11,4

Sch. hat nach der Methode von Hüfner gearbeitet, benützte aber anstatt des erprobten Apparates einen eigens konstruierten und berechnete ihre Analysen ohne die Hüfnersche Konstante. Unter der (nicht ganz sichern) Voraussetzung, dass die Versuche tadellos ausgeführt wurden, insbesondere die Lauge in vorgeschriebener Konzentration benützt wurde, wäre bei Sch. auf 86 Hüfner-Stickstoff 100 Gesamtstickstoff zu rechnen, ihre Harnstoffwerte mit 0,54 zu multiplizieren, um den Gesamtstickstoff zu erhalten. Ich habe denselben darnach in der eben mitgeteilten Tabelle berechnet.

Der schon erwähnte Seemann macht folgende Angaben über den Urin älterer Kinder:

Alter	1³/₄ Jahr	2¹/₄ Jahre	3¹/₄ Jahre	4 Jahre	4¹/₂ Jahre
Gewicht	11,5 Kilogr.	12,2	16,0	13,0	15,5
24stündige Urinmenge	755	855	830	352	554
24stündiger Stickstoff	4,1	3,8	4,2	2,1	3,0

Seemann hat, nach Schneider-Seegen arbeitend, einige Prozent (etwa 2—3) Stickstoff zu wenig erhalten, aber auch, wenn man dies in Betracht zieht, sind seine 24stündigen Stickstoffmengen überaus klein, für das Kind von 4 und 4¹/₂ Jahren 2—3 mal so klein als die von mir gefundenen, obwohl meine Kinder mit Eiweiss keineswegs überfüttert waren. Es ist unmöglich, dass die Kinder mit so kleinen Eiweisszufuhren auf die Länge bestehen konnten, wie sie der Stickstoffausscheidung bei Seemann entsprechen!

Ueber die Grösse und Anzahl der Entleerungen während der Tageszeit (etwa morgens 8 Uhr bis abends 8 Uhr) giebt folgende Zusammenstellung Aufschluss:

Mädchen *)

	2.—4. Jahr	5.—7.	8.—10.	11.—14.	15.—18.	21.—24.
Von 100 Entleerungen waren grösser als 200 ccm	3	10	23	40	47	66
Von 100 Entleerungen waren zwischen 100 u. 200 ccm	62	41	42	36	37	21
Von 100 Entleerungen waren unter 100 ccm	35	48	35	23	16	7

Knabe *)

	5.—6.	7.—10.	11.—14.	15. u. 16.	17. u. 18.
über 200 ccm	16	24	54	75	68
zwischen 100 und 200 ccm	62	36	24	17	24
unter 100 ccm	22	40	21	8	8

Es finden in dieser Beziehung übrigens ausserordentlich grosse individuelle Verschiedenheiten statt. Namentlich das Mädchen Nr. 5 hatte in gleichem Alter viel zahlreichere und dementsprechend kleinere Entleerungen als die andern, was zum Teil von der überstandenen Peritonitis herrühren mag, jedoch in geringerem Masse auch schon vor der Krankheit zu beobachten war. — Die mittlere Zahl der Entleerungen während des Tages betrug wie folgt:

Mädchen

2—4	5—7	8—10	11—14	15—18	21—24
6,5	5,2	4,4	3,7	3,0	3,2

Knabe

5 u. 6	7—10	11—14	15 u. 16	17 u. 18
5,0	5,1	3,0	2,0	2,7

*) Für 2.—4. Jahr der Mädchen, 5.—6. des Knaben lies: von 100 Entleerungen waren grösser als 150 ccm, zwischen 50 und 150 ccm, unter 50 ccm.

3. Kot.

Tabelle XXXIV, 24stündige Mittelwerte.

Mädchen

	2.—4. Jahr	5.—7.	8.—10.	11.—14.	15.—18.	21.—24.
Menge	72	67	70	84	71	91
Zahl der Entleerungen	1,3	0,8	0,8	0,6	0,5	0,5
Fixa	16	15	15	18	15	18
Stickstoff	1,1	1,0	1,2	1,3	1,1	1,3
Extrakt mit angesäuertem Aether	3,6	2,9	3,1	3,8	3,0	4,3

Knabe

	5. u. 6. Jahr	7.—10.	11.—14.	15.—16.	17.—18.
Menge	134	113	98	79	73
Zahl der Entleerungen	1,0	0,8	0,5	0,4	0,5
Fixa	28	23	23	21	20
Stickstoff	2,1	1,8	1,3	1,5	1,3
saurer Aetherextrakt	—	3,4	5,2	6,0	4,2

Tabelle XXXV, Ausnützung (auf 100 gr in der Nahrung kommt im Kot.)

	Mädchen						Erwachsener
	2.—4. Jahr	5.—7.	8.—10.	11.—14.	15.—18.	21.—24.	
Fixa überhaupt	5	6	5	4	4	4	8
Stickstoff	12	14	12	11	10	13	17
saurer Aetherextrakt	6	8	10	10	9	6	—
Asche	21	25	19	17	15	20	21

Knabe

	5. u.6. J.	7.—10.	11.—14.	15.—16.	17.—18.
Fixa überhaupt	8	6	5	4	4
Stickstoff	18	15	10	9	8
saurer Aetherextrakt	—	9	14	8	5
Asche	—	22	18	12	14

Ich rechne in Tabelle XXXV Aetherextrakt des Kotes auf 100 Fett der Nahrung.

Im allgemeinen bietet die Kotausscheidung des Kindes gegenüber der beim Erwachsenen nichts Besonderes. Die Ausnützung ist für gemischte Kost gut, sie wird mit zunehmendem Alter bei beiden Geschlechtern besser, weil die absolute oder bei Mädchen wenigstens die relative (auf 1 Kilogr. Körpergewicht berechnete) tägliche Kotmenge und die Zahl der täglichen Entleerungen abnimmt, der Kot also nicht so schnell ausgestossen wird. Die Ausnützung des Fettes scheint ungünstig zu sein. Es ist bekanntlich im Streit, ob man den Kot nur mit Aether, oder zuerst mit Aether extrahieren, sodann mit Salzsäure ansäueren und noch einmal mit Aether extrahieren solle. Sehr gross ist die Mehrausbeute nach dem Ansäuern nicht, doch kommt sie in Betracht. Ich gebe in den Tabellen immer die Gesamtmenge, welche man durch beide Operationen erhält; in den Originalarbeiten sind die Resultate beider Operationen getrennt aufgeführt. Klein sind auch meine Fettzufuhren. Dieses Moment lässt die Ausnützung bekanntlich schlechter erscheinen als sie wirklich ist. In der letzten Periode (21.—24. Jahr und 17.—18. Jahr beim Knaben) ist Fettzufur am grössten, Ausnützung am besten! Am schlechtesten ist, wie beim Erwachsenen, die Ausnützung der Asche. — Ich habe in etwa der Hälfte der Versuchsjahre den Kot, welcher durch die beobachtete Nahrung entstand, »abgegrenzt«. In den letzten drei Versuchsjahren habe ich dies unterlassen. Wenn ich aus sehr zahlreichen Versuchstagen Mittelwerte für Nahrung und für Kot berechne, so können dieselben unabhängig von einander, die Durchschnittsverhältnisse für die betreffende Lebensperiode repräsentieren und in diesem Sinn der eine Wert auf den andern bezogen werden.

Tabelle XXXVI, 100 gr frischer Kot enthielten:
Mädchen

	2.—4. Jahr	5.—7.	8.—10.	11.—14.	15.—18.	21.—24.
Fixa	22	22	22	22	21	20
Stickstoff	1,5	1,4	1,6	1,5	1,5	1,6
sauren Aetherextrakt	4,9	4,3	4,5	4,5	4,6	4,7
Asche	4,4	4,1	3,3	2,7	2,6	2,8

Knabe

	5. u. 6.	7.—10.	11.—14.	15.—16.	17—18.
Fixa	21	20	24	26	27
Stickstoff	1,6	1,6	1,3	1,9	1,8
sauren Aetherextrakt	—	2,9	5,8	7,5	5,8
Asche	—	3,1	2,8	2,4	3,3

Im ganzen ist der Kot in allen Perioden sehr gleichmässig zu-
sammengesetzt. Der grössere Reichtum an Asche in den ersten
Perioden der Mädchen kommt wohl von reichlicher Milchnahrung
in dieser Zeit her, denn der Kuhmilchkot ist ja sehr reich an Asche
(ich gab oben an: 100 Kuhmilchkot enthalten 24 Fixa; 0,9 Stickstoff; 6,8 Aetherextrakt und 8,7 Asche). Der grössere Gehalt an
Fixa u. s. w. in den spätern Perioden des Knaben hängt natürlich
damit zusammen, dass in dieser Zeit die Kotentleerungen klein und
selten wurden. Tabelle XXXVI und Tabelle XXXIV sind nicht
durchweg nach denselben Prinzipien berechnet, daher würde man
in einigen Perioden etwas andre Zahlen erhalten, wenn man Tabelle
XXXIV nach den Angaben der Tabelle XXXVI frisch berechnen
würde. Die Unterschiede wären freilich sehr klein, doch wollte ich
nicht unterlassen, auf den Umstand aufmerksam zu machen, um etwaigen Bedenken zu begegnen, welche einem Leser aufstossen könnten.
Die Gründe anzuführen, warum und die Art wieso in beiden Tabellen
verschieden gerechnet wurden, ist nicht der Mühe wert. 24stündige
Kotmengen hat auch Schabanowa für ihre Kinder angegeben, woraus ich Mittelwerte berechne wie folgt:

2.—4. Jahr	5.—7.	8.—10.	11.—13.
38	55	107	92

Die Kotmengen sind in den 2 ersten Perioden auffallend klein.
Nimmt man an, der Kot habe in dieser Zeit 2 %, in den spätern
Perioden 1,5 % Stickstoff enthalten, so betrug die tägliche Aus-
scheidung an N durch den Kot

2.—4. Jahr	5.—7.	8.—10.	11.—13.
0,8	1,1	1,6	1,4

Aus diesem Kotstickstoff und dem oben berechneten Urinstickstoff ist die gesamte Ausscheidung auf S. 67 für Sch. geschätzt.

4. Stickstoffbilanz, Bilanz der Elemente C, H, O und des Wassers, perspiratio insensibilis, Ausscheidung von Kohlensäure und Wasser durch Haut und Lunge.

Die genaue Kenntnis von Stickstoff des Urins und Kotes und die angenäherte Kenntnis von Eiweiss und Stickstoff der Nahrung gestattet zunächst die Aufstellung einer Stickstoffbilanz. Es wird, wenn meine Beobachtungen richtig sind, für die Zeiten kleinen Wachstums merklich Stickstoffgleichgewicht bestehen müssen, für die Zeiten grossen Wachstums ein entsprechender Ansatz von Stickstoff am Körper sich nachweisen lassen müssen. Ich rechne, wie bemerkt, auf 1 gr Stickstoff der Nahrung 6,25 Eiweiss, wie ich dies bei allen Analysen gethan habe und wie es auch von König geschieht.

Tabelle XXXVII, Stickstoffbilanz.

Mädchen

	2.—4. Jahr	5.—7.	8.—10.	11.—14.	15.—18.	21.—24.
N der Nahrung	7,4	8,0	9,6	10,9	9,6	10,7
N in Urin und Kot	7,4	8,2	9,5	10,2	10,5	10,7
Differenz	0	— 0,2	+ 0,1	+ 0,7	— 0,9	0

Knabe

	5. u. 6.	7.—10.	11.—14.	15.—16.	17.—18.
N der Nahrung	10,2	10,7	13,8	16,3	16,0
N in Urin und Kot	9,7	11,1	13,0	15,5	15,4
Differenz	+ 0,5	— 0,4	+ 0,8	+ 0,8	+ 0,6

Das erwartete Resultat ist in der That eingetroffen; bei den Mädchen fast ganz genau, bei dem Knaben offenbar noch mit zufälligen Schwankungen behaftet, welche sich bei einer einzigen Versuchsperson nicht so leicht ausgleichen konnten, wie bei 4. Der grosse Stickstoffverlust der Mädchen im 15.—18. Jahr weisst darauf hin, dass in dieser Zeit die Nahrung ungenügend war. Bei meinem Sohn hätte ich im 17.—18. Jahr Stickstoffgleichgewicht, jedenfalls keinen so grossen Gewinn an Stickstoff erwartet.

Die Kenntniss des Stickstoffes von Urin und Kot gestattet nun auch, die übrigen Elemente dieser Ausscheidungen zu berechnen (siehe darüber S. 42 u. 43); es können ferner aus dem bekannten Gehalt der Nahrung an Eiweiss, Fett und Kohlehydrat die Elemente der Nahrung wenigstens annähernd berechnet werden, daher folgende Tabelle:

Tabelle XXXVIII, Bilanz der Elemente C, H, O und des Wassers.

Mädchen

		2.—4. Jahr	5.—7.	8.—10.	11.—14.	15.—18.	21.—24.
C	in der Nahrung	104,5	127,5	149,5	185,5	152,5	193,7
	in Urin und Kot	12,0	12,1	14,2	15,3	14,3	15,7
	bleibt für Ausscheidung durch Haut und Lunge	92,5	115,4	135,3	170,2	138,2	178,0
H	in der Nahrung	15,4	18,7	22,0	27,3	22,5	28,6
	in Urin und Kot	2,0	2,1	2,4	2,6	2,5	2,7
	bleibt für Ausscheidung durch Haut und Lunge	13,4	16,6	19,6	24,7	20,0	25,9
O	in der Nahrung	74,1	107,0	129,1	157,4	128,6	146,0
	in Urin und Kot	8,6	9,0	10,6	11,3	11,0	11,7
	bleibt für Ausscheidung durch Haut und Lunge	65,5	98,0	118,5	146,1	117,6	134,3
Wasser	in der Nahrung	957	1120	1315	1322	1273	1586
	in Urin und Kot	710	831	1013	977	955	1159
	bleibt für Ausscheidung durch Haut und Lunge	247	289	302	345	318	427

Knabe

		5. u. 6.	7. —10.	11.—14.	15.—16.	17.—18.
C	in der Nahrung	153,7	167,7	184,0	233,1	246,1
	in Urin und Kot	19,9	19,0	17,3	20,4	19,1
	bleibt für Ausscheidung durch Haut und Lunge	133,8	148,7	166,7	212,7	227,0
H	in der Nahrung	22,6	24,6	26,9	34,3	36,3
	in Urin und Kot	3,2	3,2	3,0	3,6	3,4
	bleibt für Ausscheidung durch Haut und Lunge	19,4	21,4	23,9	30,7	32,9
O	in der Nahrung	119,6	146,1	156,2	176,9	185,2
	in Urin und Kot	13,0	13,3	13,5	16,0	15,4
	bleibt für Ausscheidung durch Haut und Lunge	106,6	132,8	142,7	160,9	169,8
Wasser	in der Nahrung	1200	1333	1510	1810	1850
	in Urin und Kot	814	1006	1089	830	1036
	bleibt für Ausscheidung durch Haut und Lunge	386	327	421	980	814

Bei den Mädchen im 21.—24. Jahr und bei dem Knaben im 15.—16. und im 17.—18. Jahr fand, wie schon bemerkt, eine nicht zu vernachlässigende Zufuhr von Alkohol statt, nämlich von 7,21 und 15 gr im Tagesmittel. Unter der Voraussetzung, dass ⅚ der zugeführten Menge im Körper verbrannt sei, ⅙ denselben unzersetzt verlassen habe, vermehren sich die Mengen der für Haut- und Lungenausscheidung disponibeln Elemente und zwar für C um 3; 9; 6 gr, für H um 0,7; 2,2; 1,6 gr, für O um 2,1; 5,8 und 4,2 gr, was in Tabelle XL berücksichtigt ist.

Nimmt man an, dass in Urin und Kot meiner Kinder das Verhältnis zwischen organischer und anorganischer Trockensubstanz dasselbe gewesen sei, wie im mittlern Kot der Erwachsenen, so kann ich die Asche für Urin und Kot berechnen, da die organische Substanz annähernd bekannt ist. In den spätern Versuchsjahren ist Asche von Urin und Kot auch direkt durch Analysen bestimmt worden, daher folgende Tabelle:

Tabelle XXXIX, Urin- und Kotasche.

Mädchen

	2—4	5—7	8—10	11—14	15—18	21—24
Urin- { berechnet	7,1	8,1	9,4	10,0	10,6	10,6
asche { gefunden	—	—	9,7	10,7	9,9	13,6
Kot- { berechnet	3,0	2,8	3,3	3,6	3,0	3,6
asche { gefunden	3,1	2,7	2,3	2,3	1,8	2,5

Knabe

		5—6	7—10	11—14	15—16	17—18
Urinasche	{ berechnet	8,6	10,5	13,2	15,8	15,9
	{ gefunden	—	—	12,5	14,0	16,3
Kotasche	{ berechnet	5,8	5,0	3,6	4,2	3,6
	{ gefunden	—	3,6	2,6	1,9	2,4

Bei Urinasche stimmt Rechnung und Befund leidlich, bei Kot-asche finde ich weniger, als zu erwarten war. Es sei daran erinnert, dass die Ausnützung der Aschebestandteile beim Kind besser erfunden wurde, wie beim Erwachsenen, mit Ausnahme der ersten Perioden (2.—7. Jahr der Mädchen und 7.—10. des Knaben).

Tabelle XL, Berechnung der 24stündigen Kohlensäure, des Haut- und Lungenwassers, des Sauerstoffs aus der Atmosphäre (die Werte für letztern sind mit Zeigern versehen!)

Mädchen

	2—4		5—7		8—10		11—14		15—18		21—24	
Wasser aus Zufuhr, für Haut u. Lunge disponibel	245	—	284	—	293	—	339	—	312	—	418	—
Wasserbildung im Körper	120	—	150	—	176	—	222	—	180	—	240	—
Dazu Sauerstoff aus der Atmosphäre nötig	—	42'	—	35'	—	38'	—	51'	—	42'	—	77'
Gesamte Wasserausscheidung durch Haut u. Lunge	365	—	434	—	469	—	561	—	492	—	658	—
Kohlensäure durch Haut und Lunge	339	—	423	—	496	—	640	—	507	—	663	—
Dazu Sauerstoff aus der Atmosphäre nötig	—	247'	—	308'	—	361'	—	470'	—	368'	—	482'
Summe von Gesamtwasser und Kohlensäure = gasförmige Ausfuhr	704	—	857	—	965	—	1201	—	999	—	1321	—
Summe des Sauerstoffes aus der Atmosphäre	—	289'	—	343'	—	399'	—	521'	—	410'	—	559'

Knabe

	5. u. 6.		7.—10.		11.—14.		15. u. 16.		17. u. 18.	
Wasser aus Zufuhr, für Haut und Lunge disponibel	383	—	318	—'	419	—	955	—	790	—
Wasserbildung im Körper	175	—	193	—	235'	—	296	—'	311	—
Dazu Sauerstoff aus der Atmosphäre nötig		— 49'		— 38'		— 69'		— 97'		—' 102'
Gesamte Wasserausscheidung durch Haut und Lunge	558	—	511	—	654	—	1251	—	1101	—
Kohlensäure durch Haut u. Lunge	491	—'	545	—	611	—	813	—'	854	—
Dazu Sauerstoff aus der Atmosphäre nötig		— 357'		— 397'		... 445'		— 591'		—' 621'
Summe von Gesamtwasser u. Kohlensäure = gasförmige Ausfuhr	1049	—	1056	—	1265	—	2064	-	1955	—
Summe des Sauerstoffes aus der Atmosphäre		— 406'		— 435'		— 514'		— 688'		—' 723'

Zur Erläuterung der Tabelle XL, Wasserbildung im Körper betreffend, will ich für das 2.—4. Jahr der Mädchen die Rechnung ausführen: Es waren nach Tabelle XXXVIII für Ausscheidung durch Haut und Lunge disponibel 65,5 O und 13,4 H der Nahrung. 65,5 O beanspruchen 8,2 H und geben damit 73,7 H_2O. Die übrigen 5,2 H beanspruchen 41,6 O aus der Atmosphäre und bilden damit 46,8 H_2O. Daher gesamte Wasserbildung rund 120 gr.

Es kann nun sofort die perspiratio insensibilis berechnet und mit der beobachteten verglichen werden. Die Berechnung geschieht wie früher, indem von der gasförmigen Ausscheidung die Sauerstoffzufuhr abgezogen wird, also ist z. B. für Mädchen 2.—4. Jahr 704 — 289 = 415 = die perspir. insensibilis.

Tabelle XLI, berechnete und beobachtete perspiratio insensibilis.

Mädchen

	2.—4.	5.—7.	8.—10.	11.—14.	15.—18.	21.—24.
berechnete p. i.	415	514	566	680	589	762
beobachtete p. i.	390	500	560	680	670	740

Knabe

	5. u. 6.	7.—10.	11.—14.	15. u. 16.	17. u. 18.
berechnete p. i.	643	621	751	1376	1232
beobachtete p. i.	630	630	784	1440	1229

Die Uebereinstimmung zwischen Beobachtung und Berechnung
ist im allgemeinen sehr gut und beweist, dass die berechneten Mengen
von Kohlensäure, Wasser durch Haut und Lunge und Sauerstoff
der Atmosphäre in der That ausgeschieden, respektive aufgenommen
wurden. Die berechnete Perspiration muss bei den Kindern um
einige Gramm grösser sein als die beobachtete, weil die Kinds-
Körper nicht von konstanter Grösse und Beschaffenheit bleiben,
wie bei Berechnung der Tabelle XL vorausgesetzt ist sondern wachsen. In der That wird man bei den Mädchen, bei welchen sich Zufälligkeiten besser ausgleichen konnten als bei dem einzigen Knaben
die berechnete Perspiration durchschnittlich etwas grösser finden
als die beobachtete, nämlich um ca 3 %, die beobachtete perspir.
insens. = 100 gesetzt. Schlecht stimmt Beobachtung und Rechnung im 15.—18. Jahr der Mädchen und im 15. und 16. Jahr des
Knaben. Eine nähere Untersuchung des Sachverhaltes ergiebt zunächst bei letzterm, wo die Verhältnisse einfacher liegen, folgendes:
Sein Mittelgewicht am 2.—5. Januar 1889 war 49,910 Kilogr., am
2.—5. Januar 1890 aber 55,660 Kilogr., die Zunahme im Versuchsjahre betrug 5750 gr und im Tag durchschnittlich 15,7 gr wie in
Tabelle XXVII angegeben ist. Aber an den 24 Versuchstagen
dieses Versuchsjahres (4 im Januar 1889, 4 im April, 4 im Juni,
4 im August, 4 im Sept. 1889, 4 im Januar 1890) hatte er einen
im Mittel ein G e w i c h t s v e r l u s t v o n 7 3 g r. Wenn man also
(im Mittel von diesen 24 Tagen) 24stündige Mengen für Nahrung
einerseits; Urin, Kot, perspiratio insensib. andererseits rechnet,
müssen die Ausscheidungen um 73 gr grösser sein als die Zufuhren.
Enorme Werte für die persp. insensibilis im Juni, welchen keine
genügende Wasserzufuhr gegenübersteht, haben diesen Verlust herbeigeführt.

Dass die Nahrung in dieser Periode ungenügend gewesen wäre,
ist nach Lage der Dinge nicht anzunehmen (es ist ja auch ein bedeutender Ansatz von Stickstoff beobachtet worden siehe Tabelle XXXVII); also kann ich nicht wohl eine Abgabe an Kohlenstoff des Körpers annehmen. Ich rechne, um beobachtete und be-

rechnete perspiratio insensibilis in Einklang zu bringen, dass ein Verlust von 64 gr Körperwasser stattgefunden haben, demnach eine Wasserausscheidung von 1315 gr täglich anstatt von 1251 gr wie in Tabelle XL angegeben ist. Anders verhält es sich bei den Mädchen; hier war die Nahrung entschieden ungenügend (siehe Nverlust nach Tabelle XXXVII). Es findet Uebereinstimmung zwischen berechneter und beobachteter perspirat. insensibilis statt, wenn man erstere um 81 gr höher annimmt als aus Tabelle XL zu berechnen war. Durchschnittlich entspricht einer perspir. insensib. von 81 gr eine Abgabe von 65 Wasser und 16 Kohlenstoff; letzterem hinwiederum eine Ausscheidung an Kohlensäure von 59 gr und eine Zufuhr an Sauerstoff von 43 gr. Ich rechne also für die Mädchen 15.—18. Jahr: Wasser durch Haut und Lunge 492 + 65 = 557; Kohlensäure 507 + 59 = 566; Sauerstoff aus der Atmosphäre 410 + 43 = 453 gr. 557 + 566 — 453 = 670 ist die beobachtete perspiratio insensibilis.

Anderweitige Beobachtungen über letztere, sowie über Wasser durch Haut und Lunge sind meines Wissens nicht veröffentlicht worden, dagegen sind Versuche über die Ausscheidung von Kohlensäure vorhanden. Forster hat Kinder im grossen Münchner Respirationsapparat untersucht. Sie sassen, die Versuche begannen 1 ½—2 Stunden nach dem Frühstück und dauerten 3—5 Vormittagsstunden; es waren Knaben und Mädchen beigezogen. Es kam auf 1 Kilogr. Körpergewicht und eine Stunde, Kohlensäure in gr:

3.—5. Jahr	6.—7. Jahr	9.—13. Jahr
1,17	1,17	0,89

Die Ausscheidung während der Bewegung und starker Verdauung ist grösser, während des Schlafes kleiner als unter den Versuchsbedingungen Forsters, man kann also seine Werte mit einiger Aussicht auf Erfolg in 24stündige Mittelwerte umrechnen. Ich finde bei einem Körpergewicht von 15; 19 und 30 Kilogr. für die betreffenden Lebensalter folgende 24stündige Werte:

	3.—5. Jahr	6.—7. Jahr	9.—13. Jahr
auf 1 Kilogr. Körpergewicht	28,1	28,1	21,6
absolut	420	530	640

Diese Werte stimmen recht wohl mit meinen Befunden (siehe Tabelle XLII).

Kleinere Werte hat S c h a r l i n g.

	Alter	Gewicht in Kilogr.	24stündige CO_2	24stündige CO_2 auf 1 Kilogr. Körper
	10 Jahre	22,5	473	20,2
Mittel von	13 Jahre	35	536	15,4
2 Mädchen	16 Jahre	58	821	14,2
	19 Jahre	56	604	12,7

Ich berechne nach meinen Befunden folgende Verhältniszahlen:

Tabelle XLII, auf 1 Kilogr. Körpergewicht und 24 Stunden kommt:

Mädchen

	2.—4.	5.—7.	8.—10.	11.—14.	15.—18.	21.—24.
Kohlensäure	26,7	25,5	22,2	20,1	13,8	14,9
Wasser durch Haut und Lunge	28,7	26,1	21,0	17,6	13,6	14,8

Knabe

	5. u. 6. Jahr	7.—10.	11.—14.	15. u. 16.	17. u. 18.	Säugling 14. Lebenstag	Säugling 20. Woche	Säugling 52. Woche	Erwachsener
Kohlensäure	27,3	22,7	18,0	15,4	14,4	26	26	32	13
Wasser durch Haut und Lunge	31,0	21,3	19,2	24,9	18,5	33	35	47	14

Die Werte steigen bis zur 52. Woche, erreichen zu dieser Zeit ihr Maximum und sinken dann in regelmässigem Verlauf bis zur Beendigung der Wachstumsperiode. Zieht man Mittel aus den Angaben für Knaben und Mädchen, für erstere vom 17., für letztere vom 15. Jahre ab, so erhält man die für den Erwachsenen angegebenen Zahlen. In den verschiedenen Perioden des Kindesalters aber stimmen meine Zahlen mit denen von Forster und Scharling recht leidlich, so halten sich ungefähr zwischen beiden in der Mitte. Es ist also nicht zweifelhaft, dass trotz der Schwierigkeit der Untersuchung die gefundenen Zahlen richtig sind und durch spätere Versuche nicht mehr viel abgeändert werden können. — Die Angaben für den Erwachsenen entnehme ich der Zusammenstellung V i e r -

o r d t s (Statik des Gesamtstoffwechsels in seiner »Physiologie des Menschen«) welche auch K ö n i g bei seinen Rechnungen zu Grunde legt.

Ich habe noch einige weitere Verhältniszahlen berechnet, welche über die Verteilung der Ausscheidungen in den verschiedenen Lebens-altern Aufschluss geben sollen.

Tabelle XLIII.

Mädchen

		2.—4.	5.—7.	8.—10.	11.—14.	15.—18.	21.—24.
auf 100 persp. insens. kommt Kohlenstoff		23	23	24	25	23	24
von 100 Gesamtausschei-dung kommt auf	Urin	60	59	61	55	56	57
	persp. insens.	31	36	35	40	40	38
	Kot	6	5	4	5	4	5
von 100 ausgeschiedenem Wasser kommt auf	Urin	61	62	65	59	59	60
	persp. insens.	34	34	31	36	37	36
	Kot	5	4	4	5	4	4

Knabe

		5.—6.	7.—10.	11.-14.	15. u. 16.	17. u. 18.	14. Tag	20. Woche	52. Woche	Er-wach-sener
							Säugling			
auf 100 p. i. kommt Kohlenstoff		21	24	21	15	18	18	19	17	20
von 100 Gesamtaus-scheidung kommt auf	Urin	49	56	55	36	45	74	68	60	59
	persp. i.	42	37	40	61	52	24	29	35	35
	Kot	9	7	5	3	3	2	3	5	6
von 100 ausgeschie-denem Wasser kommt auf	Urin	52	60	58	37	47	77	70	61	60
	persp. i.	41	33	38	61	51	22	27	34	35
	Kot	7	7	4	2	2	1	3	5	5

Man erkennt aus Tabelle XLIII, dass die hier dargestellten Ver-hältnisse nicht sowohl vom Alter und Gewicht, als vielmehr von äussern Verhältnissen abhängig sind. Beim Säugling in den ersten Lebensmonaten die geringe Beweglichkeit und warme Einhüllung, beim ältern Knaben die energische Bewegung im Freien sind die Extreme in dieser Beziehung. Bei Mädchen vom 2. Jahre an findet man geringe Schwankungen und geringe Abweichungen vom Mittel des Erwachsenen.

IV. ABSCHNITT.

Mechanische Theorie des Stoffwechsels, Eigentümlichkeiten des kindlichen Stoffwechsels.

Wohl jedem meiner Leser ist bekannt, dass die Stoffwechselvorgänge komplizierter Natur und ihr Verständnis schwierig ist. Ein Blick in die Litteratur zeigt, dass sogar über die Deutung einzelner verhältnismässig einfacher Versuche unter den Fachmännern lebhafter Streit geführt wird; meine persönliche Erfahrung geht dahin, dass es auch wissenschaftlich gebildeten Aerzten sehr schwierig, ja fast unmöglich ist, eine klare Einsicht in diese Lehre zu gewinnen. Die Lehrbücher bringen zwar eine Menge (nicht einmal immer sicherer) Thatsachen, aber keine systematische und gründliche Darlegung der Prinzipien, nach welchem das Chaos der Casuistik geordnet und gedeutet werden könnte, so dass das Studium derselben den Arzt häufiger verwirrt als aufklärt. Eine Erörterung dieser Prinzipien dürfte daher an und für sich schon zweckmässig erscheinen, für meinen besondern Zweck, die Eigentümlichkeiten des kindlichen Stoffwechsels hervorzuheben und zu erklären, war sie unerlässlich.

Anorganische und organische Körper zeigen gegenüber den Einwirkungen der sie umgebenden Natur ein wesentlich verschiedenes Verhalten. Die erstern erleiden dauernde Veränderungen teils chemischer, teils mechanischer Natur, sofern sie äussern Einflüssen ausgesetzt sind; die letztern besitzen die Fähigkeit, während längeren Perioden ihres Lebens trotz aller äussern Angriffe und der durch solche zunächst bewirkten Veränderungen ihre jeweilige Beschaffenheit ganz unverändert oder wenigstens nahezu unverändert zu er-

halten, indem sie die erlittenen Veränderungen sofort wieder rück-
gängig machen. — Ich sehe hier von dem Wachstum und vollends
der Fortpflanzung der Organismen vollständig ab, um die Schwierigkeiten der Darstellung nicht unnötig zu vermehren. — Wie die Organismen diese Eigenschaft erlangt haben und was ihr eigentlich zu
Grunde liegt, ist vollkommen unbekannt und menschlicher Forschung
wohl für immer unzugänglich. Mit dem Tode verschwindet sie sofort und die organischen Körper verhalten sich alsdann äussern Einflüssen gegenüber wie anorganische.

Während des Lebens ist die Erhaltung der organischen Körper
an diejenigen Vorgänge geknüpft, welche man als Stoffwechsel bezeichnet *). Die Entwicklung der Wissenschaft hat dazu geführt, dass
man bis auf die neueste Zeit fast ausschliesslich die chemischen
Veränderungen ins Auge fasste, welche sich bei diesen Vorgängen
abspielen (daher eben der Name »Stoffwechsel«) und die einseitig
chemische, das Wesen der Vorgänge nicht erschöpfende Beschreibung derselben ist es eben, welche das Studium derselben erschwert und so unübersichtlich macht.

Weit verständlicher wird die Lehre vom Stoffwechsel, wenn
man die Grundsätze der Mechanik, nämlich das Prinzip von der
Erhaltung der Energie, die grosse Errungenschaft moderner Natur-
wissenschaft, zur Deutung und Aufklärung auch dieser schwierigen
Fragen heranzieht. Da ich bei den meisten meiner Leser keine
nähere Bekanntschaft mit den Begriffen und Definitionen der Mechanik voraussetzen darf, so will ich das Notwendigste in Kürze
entwickeln.

Man nimmt 2 Formen der Energie an, nämlich 1) d i e E n e r g i e
d e r B e w e g u n g (auch »kinetische Energie« und früher »lebendige
Kraft« benannt) und 2) p o t e n t i e l l e E n e r g i e (auch »Energie der
Lage«, oder »Spannkraft« benannt). Die Bedeutung dieser vielge-
brauchten Ausdrücke macht ein Beispiel sofort klar.

---

*) Sporen und Samen scheinen allerdings ibr Leben oft lange Zeit hindurch zu
erhalten, ohne dass Stoffwechselvorgänge bei ihnen zu beobachten sind.

Es sei a b die Ruhelage eines Pendels, Aufhängepunkt a,
Schwerpunkt b. Ohne äussere Einwirkung wird der Pendel seine
Ruhelage nicht verlassen. Bringt man ihn
aber in die Lage a c, so hat man den
Schwerpunkt um c m*) gehoben*), und
damit eine »Arbeit« verrichtet. Sei c m = 1
Centimeter; das Gewicht des Pendels, welches man sich im Schwerpunkt vereinigt
denke, = 1 gr, so war die Arbeit = 1 Gramm-
Centimeter. (Das gewöhnliche Mass der Arbeit ist das Kilogramm-Meter, dessen Defi-
nition nach dem eben Gesagten selbstverständlich ist; wird in der Sekunde die

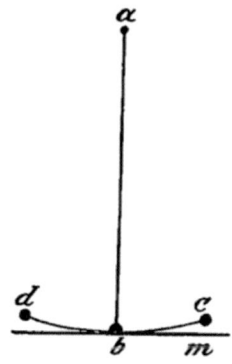

Arbeit von 75 Kilogrammmetern geleistet, so heisst diese Arbeits-
grösse »eine Pferdekraft«.) Ein Gramm-Centimeter ist nun der
Energievorrat des Pendels, welchen es ohne äussere Einwirkung
nicht mehr verliert. Lässt man das Pendel in der Stellung a c los,
so wird es bekanntlich zwischen c und d hin- und herschwingen
und würde ohne Aufhören weiter schwingen, wenn es nicht seine
Energie allmählich an die umgebende Luft und den Aufhängungs-
punkt abgeben würde. Setzen wir den Fall, diese Widerstände
wären nicht vorhanden und das Pendel schwinge ohne Verlust seiner
Energie zwischen c und d hin und her. Es wird an den Wendepunkten der Bewegung (c und d) keine Geschwindigkeit haben,
in b seine grösste, an den dazwischen liegenden Punkten der
Bahn eine zwischen o und dem Maximum liegende Geschwindigkeit
und eine um so grössere je näher der Punkt bei b liegt. Die
Energie des Systems ist nach der Voraussetzung immer von derselben Grösse (= 1 Gramm-Centimeter); an den Wendepunkten
c und d ist sie ausschliesslich Energie der Lage, in b ausschliesslich Energie der Bewegung. Hält man den Pendel in c oder d
fest, so behält er seine ganze Energie und setzt die Schwingungen
ungestört fort, sobald er losgelassen wird, hält man ihn in b fest,

---

*) Der Punkt m befindet sich senkrecht unter c, was in der Zeichnung durch
Zufall nicht zum Ausdruck kam.

so verliert er seine Bewegung und damit seine gesamte Energie und bleibt in Ruhe, bis wieder von Neuem Arbeit an ihm verrichtet wird. An allen übrigen Punkten der Bahn hat der Pendel sowohl Energie der Bewegung als der Lage. Bezeichnet man die Gesamtenergie mit U, die Energie der Bewegung mit V, die der Lage mit W, so kann man das eben Besprochene ausdrücken durch die Gleichung

$$U = V + W$$

wozu zu bemerken ist, dass U für jede Lage des Pendels gleich gross ist, V und W aber ihre Grösse mit der Lage ändern und zwar derart, dass der eine Summand um eben so viel zunimmt, als der andere abnimmt. Die Grenzwerte für V und W aber sind, wie leicht zu sehen, 0 und U.

Denkt man sich statt des Pendels einen elastischen Stahlstab a b (z. B. den einen Arm einer Stimmgabel), welcher in a festgehalten wird, dessen Ende b aus der Ruhelage entfernt und nach c gebracht wurde, so wird er unter dem Einfluss der Elastizität ähnliche Schwingungen ausführen, wie der Pendel. Die Arbeit, welche notwendig war, um den Stab von a b nach a c zu bringen, kann gerade so gross sein, wie im vorigen Beispiel, hat aber keine Last gehoben, sondern Molekularkräfte des Stabes überwunden. So lange man den Stab in der Lage a c festhält, besitzt er ausschliesslich potentielle Energie, welche man auch hier »Energie der Lage« nennen könnte. Doch ist für diesen Fall der Name Spannkraft gebräuchlich und wohl verständlich. In der Lage a b besitzt der schwingende Stab ausschliesslich Energie der Bewegung.

Dieses zweite Beispiel sollte zeigen, dass Arbeit, welche an einem System verrichtet wird, ausschliesslich oder doch hauptsächlich die Verhältnisse der Moleküle beeinflussen kann. Um allen Verhältnissen Rechnung zu tragen, kann man der Energiegleichung die Form geben:

$$U = V + W + V' + W'$$

V und W beziehen sich wie im ersten Beispiel auf Energie des ganzen Systems oder sogenannte äussere Energie, V' und W' auf Energie der Moleküle oder sogenannte innere Energie; V und V' auf Energie der Bewegung, W und W' auf potentielle Energie. Wird einem System weder Energie zugeführt noch entzogen, so bleibt U unverändert, die 4 Summanden können sich unter Umständen ändern, immer jedoch in der Weise, dass ihre Gesamtsumme gleich bleibt. Von den verschiedenen Formen, unter welchen innere Energie auftritt, gehört W ä r m e, L i c h t, gewisse Formen der E l e k - t r i z i t ä t zur Energie der Bewegung. Von dem Vorrat an innerer Bewegungsenergie, welchen ein Körper enthält, hängt auch sein Aggregatzustand ab. Energie der Bewegung, d. h. Wärme, wird »latent« beim Uebergang vom festen zum flüssigen und vom flüssigen zum gasförmigen Zustand und erscheint wieder als Wärme bei den umgekehrten Veränderungen. Zur p o t e n t i e l l e n E n e r - g i e gehört namentlich auch die chemische Verwandtschaft der Atome.

Eine Form der Energie geht wie es scheint, nicht in eine einzige andere über, sondern immer in mehrere andere zugleich. Bekannt ist, dass man niemals einen Wärmevorrat vollständig in mechanische Arbeit verwandeln kann, ebensowenig kann man eine Art mechanischer Arbeit vollständig in eine andere mechanische Arbeit verwandeln. Verwandelt man elektrische Energie in chemische Spannkraft, etwa dadurch dass man Wasser in Wasserstoff und Sauerstoff zerlegt, so entsteht bekanntlich immer auch Wärme. Man bezeichnet das Auftreten der nicht gewünschten Energieformen meist als »Verlust« an Energie, sind diese Verluste sehr klein, so kann man sie vernachlässigen und man spricht dann kurzweg davon, dass sich eine gewisse Menge mechanischer Arbeit in Wärme, oder eine gewisse Menge Elektrizität in Wärme verwandelt habe.

Die verschiedenen Formen der Energie (Energie der Bewegung und potentielle Energie) sind ohne Zweifel nicht wesentlich verschieden. Unterschieden werden sie zunächst, um den beobachteten Thatsachen — man erinnere sich an unsere Beispiele — einen entsprechenden Ausdruck zu geben, ohne die Frage nach ihrer eigentlichen Bedeutung zu präjudizieren.

Gemessen wird die Energie, wie schon gesagt, in Kilogrammmeter. Ebenso häufig dient als Mass der Energie die »Wärme-

einheit‹, d, h. diejenige Wärmemenge, welche 1 gr oder 1 Kilogr.
Wasser von 0° auf 1° Celsius erwärmt; man nennt die erste Wärmemenge eine kleine, die letztere eine grosse Wärmeeinheit oder Calorie. Eine grosse Wärmeeinheit ist = 424,5 Kilogrammeter. Da
man elektrische Energie bekanntlich in Wärme oder mechanische
Arbeit verwandeln kann, ist es möglich, Elektrizitätsmengen in
Wärmeeinheiten oder Kilogrammeter oder Energiemengen in elek-
trischem Masse auszudrücken.

Die chemische Energie, für welche eine spezielle mechanische
Theorie bisher nicht aufgestellt werden konnte, kommt für Stoff-
wechselfragen hauptsächlich insofern in Betracht, als man sie in
Energie der Bewegung, namentlich in Wärme umwandeln kann.
Am häufigsten geschieht diese Umwandlung durch Oxydation von
Elementen oder Verbindungen. Aber man muss sich hüten, die
bei Oxydationsprozessen entstehende Wärme für ein Mass der chemischen Energie überhaupt zu halten. Die 3 Elemente Natrium,
Wasserstoff und Sauerstoff liefern eine gewisse Wärmemenge, wenn
sie verbunden werden, nämlich einen Teil derselben, wenn man
Na zu $Na_2 O$; H zu $H_2 O$ oxydiert; den 2ten Teil, wenn man die
Verbindungen Na_2O und H_2O zu 2 (NaHO) vereinigt. Nur der
erste Prozess ist eine Oyxdation. Eine ganz andere Wärmemenge
liefert die Vereinigung der Elemente Na und H mit Cl. — Im allgemeinen wird von chemischen Veränderungen Wärme sowohl be-
ansprucht, als geliefert. Es giebt z. B. die Verbrennung von CH_4
(Sumpfgas) eine andere Wärmemenge, als wenn ein entsprechendes
Quantum der Elemente C und H verbrannt worden wäre. Denn
es ist Arbeit nötig, um die Zerreissung des Moleküls CH_4 zu be-
werkstelligen, was vor der Vereinigung der Atome zu den neuen
Gruppen CO_2 und H_2O geschehen muss. Nicht jede Zerreissung
von Molekülen ist mit einem Wärmeverlust verbunden, es giebt vielmehr solche, deren Zerreissung einen Wärmeüberschuss liefert. Im
ersten Fall ist die Verbrennungswärme der Verbindung kleiner, im
zweiten Fall grösser als die der betreffenden Elemente. Auf welche
Weise die Verbrennung geschieht, ob rasch auf feurigem Wege,

oder langsam und mit vielen Zwischenstufen auf nassem Wege, ist für das Endresultat gleichgültig, doch kommt für den Gewinn an Wärme in Betracht, ob die Verbrennungsprodukte gasförmig weggehen, in Wasser gelöst werden oder gar feste Körper sind. Denn bei Lösung von Gasen wird Wärme frei, bei Lösung von festen Körpern wird Wärme gebunden u. s. w. Man hat also das Endresultat chemischer Veränderungen, speziell von Verbrennungen bezüglich des Wärmeeffektes als eine S u m m e v o n p o s i t i v e n u n d n e g a t i v e n G l i e d e r n anzusehen.

Auf die Stoffwechselvorgänge sind nun die eben entwickelten Lehren der Mechanik nicht etwa in der Weise anzuwenden, dass man den Ablauf derselben danach theoretisch konstruieren wollte. Dazu sind die Vorgänge zu kompliziert und man würde auf diesem Wege leicht in Irrtümer verfallen und den Thatsachen Gewalt anthun. Aber man darf noch weniger eine Erklärung beobachteter Thatsachen für zulässig halten ohne Berücksichtigung dieser mechanischen Grundsätze oder vollends im Widerspruch mit denselben, man darf nicht chemische und mechanische Vorgänge einander gegenüberstellen, als ob das eine Mal allein diese, das andere Mal allein jene sich abspielen würden. Jede chemische Veränderung führt eine Aenderung der Energie mit sich; es handelt sich ja gar nicht um verschiedene Vorgänge, sondern es beschreibt die Chemie den einen Teil, die Mechanik den andern Teil eines und desselben Vorganges.

Der menschliche Körper hat, wie schon im Beginn dieses Abschnittes hervorgehoben wurde, die Fähigkeit, trotz der Einwirkung zahlreicher und mächtiger äusserer Einflüsse seine Beschaffenheit in längern Zeiträumen nahezu unverändert zu erhalten; noch stabiler als sein Bestand an Eiweiss, Fett u. s. w. ist bekanntlich seine Temperatur. Der K ö r p e r b e f i n d e t s i c h i m G l e i c h g e w i c h t e d e r E n e r g i e, trotzdem er beständig ungeheure Verluste an solcher erleidet, denn ein Verlust von 1 000 000 Kilogrammeter in 24 Stunden ist für den Erwachsenen sehr mässig. Um das Gleichgewicht zu erhalten, muss er selbstverständlich eine entsprechende Menge von Energie z u -

f ü h r e n — was durch die Nahrungsmittel geschieht — und eine
S e l b s t r e g u l i e r u n g besitzen, welche Einnahmen und Ausgaben auf gleicher Höhe erhält, oder wenn dies unmöglich ist, den
Körper auf ein neues Gleichgewicht unter neuen Lebensbedingungen
bringt. Diese Regulierung vollzieht sich auf mannigfache Weise,
wovon unten noch die Rede sein wird, nicht zum mindesten aber
dadurch, dass bei überreicher Ernährung Nahrungsbestandteile unzersetzt im Körper zurückbleiben, »organisiert« werden, bei ungenü-
gender Ernährung Körperbestandteile, nämlich Körpereiweiss und
Körperfett oxydiert werden und zur Energieentwicklung beitragen.
Kleine Veränderungen derart gehen im Laufe der 24stündigen
Tagesperiode, oder vollends im Laufe von mehreren Tagen oder
Wochen immer vor sich und dadurch, dass Gewinn und Verlust
sich ausgleichen, wird eben der mittlere Zustand konstant erhalten.
Dauernde Ueberfütterung oder Mästung und dauernde ungenügende
Ernährung bringen auch dauernde Veränderungen in der Beschaffen-
heit des Körpers hervor, bis sich schliesslich ein neuer Gleichge-
wichtszustand herstellt.

Die Zufuhr geschieht in Form von p o t e n t i e l l e r E n e r -
g i e , die Ausgaben fast ausschliesslich in Form von B e w e g u n g s -
e n e r g i e , nämlich durch Wärmeverlust, Vergasung von flüssigem
Wasser, mechanischer Arbeit. Der Uebergang von potentieller
Energie in Bewegungsenergie geschieht im Körper, wie schon mehrmals bemerkt, durch Oxydationsprozesse. — Die mechanische Arbeit spielt übrigens unter den Ausgaben des Körpers eine unter-
geordnete Rolle. Die durchschnittliche tägliche Arbeitsleistung eines
Taglöhners, welcher Lasten hebt oder ähnliche Geschäfte verrichtet,
beträgt etwa 200 000 Kilogrammeter = 470 Calor. *). Der gesamte 24·
stündige Energieverlust eines Menschen beträgt unter diesen Umständen
etwa 6 mal so viel, nämlich 1 220 000 Kilogrammeter = 2870 Calor.

*) Neuere Autoren geben die mittlere Tagesleistung eines Mannes nur zu
130 000 Kilogrammeter = 300 Calor. an. Es ist selbstverständlich nicht nur die Einzel-
leistung bei verschiedenen Individuen, sondern auch die mittlere Leistung bei verschiedenen Völkerstämmen verschieden, grösser bei muskelkräftigen, kleiner bei zart gebauten
Menschen.

Ein Erwachsener, welcher keine derartige Arbeit leistet, sondern nur seinen Körper fortbewegt wie z. B. ein Arzt, hat einen 24-stündigen Verbrauch von ca 2400 Calor, wovon höchstens 100 auf mechanische Arbeit, Gehen, Treppensteigen, leichtere Verrichtungen mit den Armen etc. kommen. Der übrige Verlust von 2300 Calor. verteilt sich nach den Berechnungen Vierordts wie folgt: ca 270 Calor. gehen durch die A t m u n g (Wasserverdampfung und Wärmeverlust durch ausgeatmete Luft), reichlich 2000 Calor. durch die H a u t o b e r f l ä c h e verloren; nämlich 1700 Calor. durch Wärmestrahlung, 330 Calor. durch Wasserverdunstung. Es beträgt also der Verlust durch die Oberfläche nicht weniger als 85 % der gesamten Energieausgabe, welche in diesem Fall notwendig ist. Noch grösser wäre der Prozentsatz bei einem vollkommen ruhenden Körper, nicht viel kleiner bei dem oben angeführten Arbeiter. Man kann danach ermessen, von welcher Bedeutung für den Energieverlust Grösse und Beschaffenheit der Körperoberfläche sein muss. Die B e s c h a f f e n h e i t der Oberfläche ist nun bei normalen Menschen verschiedener Altersklassen nicht sehr verschieden, wohl aber die G r ö s s e.

V i e r o r d t liess durch einen seiner Assistenten, den Stud. M e e h die Oberfläche von einer Anzahl Menschen verschiedenen Alters messen und fand, dass man aus dem Gewicht annähernd die Oberfläche berechnen kann, nach der Formel $O = 11{,}97 \cdot G^{0{,}667}$ wobei O die Oberfläche in Quadratcentimeter, G das Körpergewicht in Gramm bedeutet. Diese Formel gilt auch für Tierkörper, nur wird der Coefficient (11,97) für die einzelnen Tierklassen etwas anders.

Von den zahlreichen Momenten, welche bei gegebener Oberfläche die Energieverluste des Körpers beeinflussen, sind nun 3 besonders wichtig.

1) Die Energieverluste hängen unter gewissen Umständen n u r v o n d e r T e m p e r a t u r d e r u m g e b e n d e n L u f t (und sonstigen Nebenverhältnissen, wie Feuchtigkeit, Bewegung derselben) ab. Unzweideutige Versuche haben ergeben, dass ein Körper n ü c h-t e r n u n d i n d e r R u h e (d. h. beim Fehlen grösserer Bewegungen;

kleinere Muskelkontraktionen und vollends der sog. Muskeltonus sind
ja beim gesunden Menschen und Tier immer vorhanden!) seine Oxydationsprozesse aufs Feinste nach dem Gang der Lufttemperatur
regelt. Hier wird also bei den auch in der Ruhe geschehenden
Muskelbewegungen (Herzarbeit, Arbeit der Respirationsmuskel, Muskeltonus u. s. w.) nicht so viel Energie frei, um diejenigen Verluste mit
Sicherheit zu decken, welche der Körper ganz passiv, nach der Weise
eines unorganischen Körpers, infolge der Temperaturdifferenz zwischen
ihm und der Aussenluft und infolge der Wasserverdampfung erleidet.
Die Regulierung tritt in der Weise ein, dass die Oxydationsprozesse
entsprechend den äussern Verhältnissen angefacht und gemässigt
werden. Die Regulierung wird allerdings unterstützt durch Neben-
wirkungen; z. B. dadurch, dass in der Kälte die Haut blutleerer, in
der Wärme blutreicher wird u. s. w.

2) und 3) Ganz anders bei der V e r d a u u n g und bei der
K ö r p e r b e w e g u n g. Im verdauenden Körper wird durch die
Thätigkeit der Drüsen, die Peristaltik, vermehrte Herz- und Respira-
tionsbewegung, kurz durch alle diejenigen Vorgänge, welche man
unter dem Namen Verdauungsarbeit zusammenfasst; beim arbeitenden Körper wird durch die Thätigkeit der Skelettmuskeln, die
vermehrte Thätigkeit der Respirations- und der Herzmuskel eine
Menge Wärme erzeugt; d i e O x y d a t i o n s p r o z e s s e z e i g e n
s i c h s o w o h l w ä h r e n d d e r V e r d a u u n g a l s b e i d e r A r -
b e i t v o n d e r T e m p e r a t u r d e r ä u s s e r n L u f t i n w e i t e n
G r e n z e n u n a b h ä n g i g. (Man misst die Oxydationsprozesse
durch die Grösse der Sauerstoffzufuhr oder Kohlensäureausscheidung). Hier handelt es sich offenbar darum, durch die Selbst-
regulierung des Körpers der reichlich erzeugten Wärme Abfluss zu ver-
schaffen. — Diese Zustände, Ruhe und Bewegung, Verdauen und
Nüchternsein wechseln beim gesunden Menschen in der 24stündigen
Periode regelmässig, man kann weder den einen noch den andern als
Normalzustand betrachten und demnach die Steigerung der Ausgaben
z. B. bei der Verdauung nicht als »Verlust« bezeichnen. Denn es
handelt sich ja um eine absolut notwendige Funktion. Man wird

vielmehr diejenigen Ausgaben, welche ein Mensch vermöge seines Körperbaues, seines Berufes, des Klima seines Wohnorts u. s. w. bei zweckmässiger Ernährung zu machen hat, als seine persönliche Norm betrachten müssen. Unnötige Ausgaben aber macht ein Mensch, wenn er sich vor Abkühlung nicht entsprechend schützt, wenn er unzweckmässige Körperbewegungen zur Erreichung gewisser mechanischer Leistungen macht. So ist der Energieaufwand f ü r d a s G e h e n bei geübten Fussgängern viel geringer, als bei ungeübten; erstere verbrauchen beim horizontalen Gang für ein Kilogramm Körpergewicht und einen Meter 0,0004 Calor.; letztere das Doppelte, 0,0008 Calor. Unnötige Ausgaben macht ein Mensch ferner, wenn er sich überflüssige Verdauungsarbeit aufbürdet.

Es sei hier noch einmal daran erinnert, dass bei der Umwandlung von potentieller Energie nicht eine einzige Art von Bewegungsenergie, sondern immer mehrere zugleich entstehen. Bei den Oxydationsprozessen, welche durch einen noch nicht ganz aufgeklärten Mechanismus schliesslich zu Muskelkontraktionen führen, entsteht also nicht ausschliesslich Muskelverkürzung, sondern immer auch Wärme. Wie viel von einer Calorie potentieller Energie in Muskelbewegung, wie viel in Wärme übergeht, ist nicht genau bekannt auch nicht immer gleich; vielleicht ist bei kürzer dauernden Muskelaktionen von einer Calorie umgesetzter potentieller Energie durchschnittlich $^1/_3$ für Muskelbewegung, $^2/_3$ für Wärme zu rechnen. — Die Durchschnittswerte des Arbeiters in dieser Beziehung für die 24stündige Periode sind oben angegeben worden. — Ebenso sind die chemischen und mechanischen Aktionen in dem Verdauungsapparate von Wärmeentwicklung begleitet. Bei den sogenannten innern Arbeiten z. B. Herzarbeit, Verdauungsarbeit kommt alle umgesetzte potentielle Energie s c h l i e s s l i c h dem Körper als Wärme zu gut. Die Arbeit des l. Ventrikels beim Forttreiben des Blutes z. B. beträgt (wie Daniel Bernouilli * zuerst berechnet hat), ca 46000

---

*) Es scheint die Thatsache, dass B e r n o u i l l i es war, welcher zuerst die Arbeit des l. Ventrikels berechnet hat, in Vergessenheit geraten zu sein, denn sie ist neuerdings wieder „entdeckt" worden. In allen Auflagen von Vierordts „Grundriss der Physiologie" ist Bernouilli als erster Berechner angegeben.

Kilogrammeter = 110 Calor. in 24 Stunden (also so viel als die Leistung des Arztes für Körperbewegung in einem Arbeitstag (siehe S. 95). Dabei mögen noch 220 Calor. an Wärme entstehen, im ganzen wäre also potentielle Energie im Werte von 330 Calor. für Arbeit des linken Ventrikels aufzuwenden. Da aber das Blut seine Geschwindigkeit durch »Reibung« vollständig eingebüsst hat, wenn es in das rechte Herz zurückkommt, sind die 110 Calor., welche zunächst in Form der Blutbewegung vorhanden waren, nachträglich auch zu Wärme geworden und es ist aus der Thätigkeit des l. Ventrikels ein Wärmevorrat von 330 Calor. entstanden. Ganz ähnlich verhält es sich mit der Verdauungsarbeit, der ganze hiefür gemachte Aufwand kommt (mit einer sogleich zu besprechenden Ausnahme) dem Körper als Wärme zu gut, wie leicht nachzuweisen ist. Von einem ›Verlust‹ an Energie kann also bei der Verdauungsarbeit nicht die Rede sein, obwohl solcher von manchen Autoren in Rechnung gebracht wird. Dagegen ist die Respirationsthätigkeit, wie oben erwähnt, mit einem wirklichen Verlust an Energie verbunden, infolge der Wasserverdunstung bei der Atmung und der Erwärmung der Atmungsluft.

Die Verdauungsarbeit, welche die verschiedenen Nahrungsstoffe verursachen, scheint übrigens von sehr verschiedener Grösse zu sein. Es wird als Resultat von Versuchen am Hund angegeben, dass nach einer starken Zufuhr sehr eiweissreicher Nahrung die Sauerstoffaufnahme während der Verdauung, also viele Stunden lang, um 35—40 %; nach einer Zufuhr von viel Kohlehydraten um 17 %, von viel Fett um 10 % vermehrt sei gegenüber dem mittlern Sauerstoffverbrauch für 24 Stunden. Danach kann wohl auch beim Menschen nicht nur durch allgemeine Ueberfütterung, sondern schon durch unzweckmässige Mischung der Nahrungsstoffe, namentlich durch übermässige Zufuhr von Eiweiss die Energieabgabe und damit der Nahrungsbedarf weit über dasjenige Mass gesteigert werden, mit welchem man bei zweckmässiger Mischung der Nahrungsstoffe unter sonst gleichen Umständen auskommen würde. Ich werde später auf diese Verhältnisse zurückkommen. Beim Menschen kommt auch noch in Betracht, dass seine Verdauungskraft den einzelnen Nahrungsstoffen gegenüber beschränkt ist. Ueber 150 gr Eiweiss und 150 gr Fett kann z. B. ein Erwachsener nach meiner Erfahrung auf die Dauer nicht verdauen. Wird zu viel dargereicht, so tritt nicht nur vermehrte Darmarbeit, sondern es tritt durch abnorme Zersetzungen im Darm geradezu Krankheit ein, womit die Ernährungsverhältnisse sich vollends ungünstig gestalten.

Es war bisher von Urin und Kot und der Art, wie diese Ausscheidungen etwa in Rechnung zu stellen wären, nicht die Rede. Ohne weiteres ist klar, dass ein gewisser Verlust an Energie insofern durch dieselben stattfindet, als sie den Körper auf 37° erwärmt verlassen. Dieselben enthalten aber auch noch eine gewisse Menge organischer b r e n n b a r e r Substanz. Da die Nahrungsmittel ihre potentielle Energie nur durch O x y d a t i o n s p r o z e s s e dem Körper nutzbar machen, kann die Grösse dieser Energie für die einzelnen Nahrungsstoffe durch Verbrennen im C a l o r i m e t e r ganz zuverlässig ermittelt werden. Denn es ist gleichgültig, ob die Verbrennung auf feurigem Wege im Calorimeter oder nassem Wege im Körper geschieht. (Siehe übrigens die Bemerkung auf S. 93 über feurige und nasse Verbrennung.) Verbrennt man die organischen Teile von Urin und Kot ebenfalls im Calorimeter, so kann man letztere Verbrennungswärme abziehen von der Verbrennungswärme des Nahrungsstoffes, welcher die betreffenden Urin- und Kotbestandteile geliefert hat. Es ist nämlich zu beachten, dass die Beschaffenheit der organischen Teile dieser Exkrete von der Beschaffenheit der Nahrung (übrigens auch noch von andern Umständen) abhängt und nicht unerheblich differiert.

Als Beispiel diene eine Berechnung von R u b n e r (dessen Arbeiten neben denen von S t o h m a n n hier hauptsächlich in Betracht kommen): 100 gr trockener Ochsenmuskel liefern im Calorimeter verbrannt 534 Calorien; die davon abstammende organische Substanz des Urins liefert verbrannt 113 Calor., die des Kotes 17 Calor. 534—130 = 404 Calorien würden also zunächst von 100 gr wasserfreien Muskel für den Körper nutzbar. Zieht man aber in Betracht, dass die betreffenden Substanzen im Körper nicht trocken, sondern gequollen oder gelöst vorkommen, so hält Rubner einen weitern Abzug von 4 Calor. für gerechtfertigt und kommt so zum Werte von 400 nutzbaren Calor. für 100 gr verbrannten trocknen Ochsenmuskel.

Die Voraussetzung dieser Art von Berechnung ist natürlich, dass die Urin- und Kotsubstanzen einfache Ueberreste der Nahrung seien, welche der Oxydation entgangen sind. Dies trifft nun weder beim Urin, noch beim Kot genau zu. Beim Urin, welcher viel wichtiger ist, wird man die Rechnung Rubners allerdings nicht erheblich beanstanden können, obwohl der Harnstoff und die übrigen stickstoffhaltigen Substanzen nicht reine Abfallstoffe sind, sondern im Körper durch Synthese entstehen, und obwohl für Auflösung und Ausscheidung der anorganischen Salze, für Auflösung der gebildeten Kohlensäure etc. auch Rechnung geführt werden sollte so gut wie für Quellung des Fleisches und Auflösung des Harnstoffes und der übrigen organischen Urinbestandteile. Aber erhebliche Aenderungen würden sich durch Korrekturen in diesem Sinn für den Urin wohl kaum ergeben. Bei dem Kot verhält sich die Sache anders. Wie oben beim Muttermilchkot angegeben wurde, besteht hier die Hauptmasse der organischen Substanz aus Mikroben, ein weiterer Teil aus Ueberresten der Verdauungssäfte und nur ein gewisser, in seiner Grösse jedenfalls stark wechselnder Anteil aus Nahrungsresten. Es handelt sich eigentlich nicht darum, zu wissen, wie viel dieses bunte Gemisch bei der Verbrennung Wärme liefert, sondern wie viel Energie von Körper zu seiner Produktion aufgewendet wurde und bei der Entleerung verloren geht. Unter gewöhnlichen Umständen mag beim Kot der Unterschied zwischen Verbrennungswärme und Energieverlust unbedeutend sein, aber man ist nicht sicher, dass dem unter allen Umständen so ist.

Ich bin mit dieser Auseinandersetzung bereits in Beantwortung der Frage eingetreten, wie man den Energiehaushalt des Körpers am besten berechnen kann. Die direkte Ermittlung der E n e r g i e - a u s g a b e n ist sehr schwierig, ja fast unmöglich. Leichter möglich ist die Ermittlung der Energie z u f u h r. Wenn man beim hungernden Körper die Stickstoffausscheidung in Urin und Kot und die Kohlensäureausscheidung beobachtet, kann man ohne Weiteres berechnen, wie viel Eiweiss und wie viel Fett im Körper zersetzt wurde (und nur um diese beide kann es sich hier handeln) und daraus lässt sich die Energiemenge leicht berechnen, welche aus potentieller in Bewegungsenergie verwandelt wurde. Beim ernährten Menschen kann man dies unter Umständen berechnen, wenn man die Zufuhr an Nahrungsstoffen kennt.

Werden nämlich n u r die Nahrungsstoffe (und nicht auch Körpersubstanz) oxydiert und werden a l l e Nahrungsstoffe oxydiert, also keine im Körper zurückbehalten, so ist die Energieausgabe genau gleich der Energiezufuhr. Beide Bedingungen kann man als erfüllt betrachten, wenn es sich um m i t t l e r e N a h r u n g s z u f u h r E r - w a c h s e n e r, berechnet aus nicht zu wenig Einzelfällen, handelt. Bei Mittelwerten für Kinder muss man noch den mittlern, dem jeweiligen Alter entsprechenden Zuwachs in Rechnung bringen.

Man kann die Nahrungsstoffe bekanntlich in 3 grosse Gruppen einteilen: Eiweissstoffe, Fette, Kohlenhydrate. Die einzelnen Glieder dieser Gruppen liefern allerdings bei der Oxydation verschiedene Wärmemengen, aber man kann nach den Ermittlungen Rubners für jede Gruppe einen mittlern Wärmewert annehmen, sofern es sich um »gemischte Kost« handelt. Nach Rubner liefern also 100 gr Eiweiss 410 Calor., 100 gr Fett 930 Calor., 100 gr Kohlehydrat 410 Calor., im Körper oxydiert. Der Abgang wegen des Urins ist bei Aufstellung dieser Zahlen berücksichtigt, der Abgang für Kot ist im Einzelfall noch in Rechnung zu bringen. Bei Milchnahrung wäre zu rechnen: 100 Casein liefern 440 Calor., 100 Butterfett 920 Calor., 100 Milchzucker 390 Calor. Diejenigen Mengen der Stoffe, welche gleich viel Calor. liefern, nennt Rubner »isodynam«; danach wären z. B. 22,7 gr Eiweiss isodynam mit 10 gr Fett.

Bei Versuchen mit Tieren scheint das Gesetz der Isodynamie nicht immer zur Geltung zu kommen. Da eine zureichende und verständliche Erklärung dieser auffallenden und wichtigen Thatsache bisher meines Wissens von niemand gegeben wurde, möge dieselbe hier Platz finden.

1) Ein Körper werde mit einer 24stündigen Zufuhr von 100 gr Eiweiss und 100 gr Fett eben erhalten. Rechnet man 5 % für den Energieverlust durch den Kot ab, so werden durch Oxydation dieser Stoffe nach Rubner 1270 (1340—70) Calor. für die Ausgaben des Körpers disponibel. Um bei gleicher Ausnützung 1270 Calor. allein aus zugeführtem Eiweiss zu erzeugen, müssten davon nach dem Gesetze der Isodynamie 327 gr zugeführt werden. Die Verdauung von 327 gr Eiweiss macht erheblich grössere Verdauungsarbeit notwendig, als von 100 Eiweiss und 100 Fett, es muss also aus Veranlassung der vermehrten Verdauungsarbeit jedenfalls mehr Potentialenergie in Bewegungsenergie verwandelt werden. Zu untersuchen ist, ob der gesamte Energieverlust des Körpers nunmehr grösser ist als 1270 Calor. Ist dies der Fall, dann reicht man mit einer Zufuhr von 327 gr Eiweiss an der Stelle von 100 Eiweiss und 100 Fett n i c h t a u s.

2) Die Gesamtausgabe des Körpers an Energie (Abgabe von strahlender Wärme, von latenter Wärme in vergastem Wasser, mechanischer Arbeit) sei = e. Gerade so gross sei die Zufuhr an Potentialenergie, welche mit der Nahrung zugeführt wird = n. — Der Einfachheit halber ist bei Energiezufuhr und Energieausscheidung der Verlust durch Urin und Kot als abgerechnet gedacht. — Die für Verdauungsarbeit aufzuwendende Energie sei = d, die für mechanische Arbeit erforderliche Energie = m. Da nun die übrigen Funktionen des Körpers (z. B. Thätigkeit des Nervensystems bei psychischer Arbeit, der nicht an der Verdauung beteiligten Drüsen u. s. w.) verhältnismässig wenig Energie beanspruchen, so kann man ohne merklichen Fehler die Gleichung aufstellen:

$$d + m = e = n$$

da n der Voraussetzung nach = e. Es herrscht Energiegleichgewicht.

Unter sonst gleichbleibenden Verhältnissen werde nun die Ernährung derart geändert, dass n gleich gross bleibt, d erheblich grösser wird, was nach dem unter 1) gegebenen Beispiel wohl möglich ist. Dann erhält man, wieder annähernd gültig, die Gleichung

$$d' + m = e'$$

e' ist grösser als n und die zugeführte Potentialenergie w i r d n i c h t a u s r e i c h e n, um den Energieverlust zu decken. Man erinnere sich daran, dass d schliesslich vollständig, von m in der 24stündigen Periode $^6/_6$ in Wärme verwandelt wird und als strahlende und latente Wärme den Körper verlassen und dass sich d weder ganz noch teilweise in m verwandeln kann. Das Gesetz der Isodynamie scheint ungültig, wenn die vermehrte Abgabe von Wärme und Wassergas unbeachtet bleibt.

Sollte unter diesen veränderten Umständen Energiegleichgewicht erhalten bleiben, so müsste m um ebensoviel abnehmen, als d zunimmt. Es ist wohl möglich, dass beim Tierversuch bei wachsendem d das Tier die willkürlichen Muskelbewegungen instinktiv einschränkt und damit m verkleinert, und es kann dies umsoweniger kontrolliert werden, als sich derartige Fütterungsversuche meist auf lange Zeit, eine Anzahl von Tagen und Nächten, erstrecken müssen. Erwägt man noch, dass die äusseren Verhältnisse (Lufttemperatur, Luftfeuchtigkeit) nicht leicht gleich erhalten werden können und dass sich die Menge der mit dem Urin und Kot verloren gehenden Energie bei veränderter Nahrung nicht proportional mit der Menge der zugeführten Energie ändert, sondern in mehr oder weniger unbekannter Weise, so wird man verstehen, warum die Tierversuche so vieldeutig und nicht ohne weiteres geeignet sind, über schwierige Stoffwechselfragen Aufschluss zu geben.

Von der besondern Rolle, welche das E i w e i s s beim Stoffwechsel spielt, war bisher nicht die Rede. Abgesehen von dem Umstand, dass bei Kindern durchschnittlich Ansatz von Eiweiss stattfindet, wogegen sich der Erwachsene durchschnittlich auf seinem Eiweissbestande hält, sind die Verhältnisse bei den Kindern bezüglich des Eiweissumsatzes nicht anders als bei den Erwachsenen. Die Lehre vom Eiweissstoffwechsel ist gerade gegenwärtig in einer Umbildung begriffen, manches ist schwankend geworden und wird, wohl mit Recht, bestritten, was bisher festzustehen schien, einige der neuen

Lehren aber sind offenbar einseitig und übertrieben. Ich beschränke mich unter diesen Umständen darauf, hier das Notwendigste über Eiweisstoffwechsel anzuführen.

1) Neben dem allgemeinen Nahrungsbedürfnis, hervorgerufen und in seiner Grösse bestimmt durch die Energieausgaben des Körpers, besteht ein besonderes, bis auf einen gewissen Grad selbständiges Eiweissbedürfnis. Wird dasselbe nicht gedeckt, so erleidet der Körper, wie bei Hunden nachgewiesen wurde, schwere Beschädigung und schliesslich den Tod, auch wenn Energiegleichgewicht besteht und der Körper demnach sein Gewicht erhält. — Bei Kindern, welche fortwährend Eiweiss ansetzen, wird man sich also doppelt hüten müssen, weniger als den notwendigen Bedarf an Eiweiss zuzuführen.

Der Grund dieses besondern Eiweissbedürfnisses ist nicht ganz klar. Ich suche ihn darin, dass die Zellen des Körpers fortwährend einer Verjüngung durch neu zugeführtes Eiweiss unter Abstossung des »alten« bedürfen. Fast alles alte abgestossne Eiweiss wird oxydiert und dient also der Energieerzeugung. Wie viel Eiweiss täglich abgestossen werden muss, und wie viel Eiweiss täglich zugeführt werden muss, um den Verjüngungsprozess im guten Gange zu erhalten, ist direkt nicht zu ermitteln und vielleicht unter verschiedenen Umständen bei derselben Körperbeschaffenheit verschieden, anders z. B. beim wenig thätigen, als beim stark arbeitenden Menschen.

2) Die Grösse des Eiweissbedarfes wird beim Menschen am besten ermittelt auf dem Wege der Statistik und nach den Regeln derselben (also durch Beobachtung genügend vieler Einzelfälle, Verteilung derselben in passende Gruppen u. s. w.) und zwar entweder durch Bestimmung der Stickstoffausscheidung in Kot und Urin oder durch Ermittlung des in der Nahrung zugeführten Eiweisses bei gemischter Kost. In Deutschland ist beim Erwachsenen eine 24stündige Stickstoffausscheidung durch Urin und Kot von 16 gr sicher beobachtet, als Durchschnitt von Männern und Weibern mittlern Alters*).

3) Die Grösse des Eiweissbedürfnisses scheint im wesentlichen

---

*) Der statistische Nachweis ist, soweit neuere Untersuchungen in Betracht kommen in meiner Abhandlung Zeitschrift für Biologie B. XXVIII S. 99 einzusehen.

abzuhängen von Zahl und Ernährungszustand der aktiven Zellen des Körpers, also namentlich von der Beschaffenheit der Muskulatur. Das Eiweiss dient, wie bemerkt, auch dem Energiebedarf und es ist bei ältern Kindern und Erwachsenen das Eiweissbedürfnis gedeckt, wenn von 100 erforderlichen Calor. 16—17 Calor. aus zugeführtem Eiweiss entstehen.

Es ist zweckmässig, wenn ein erheblicher Teil des Eiweisses, beim Erwachsenen cc 50 %, beim Kind noch mehr, animalen Ursprungs ist. Bei starker Zufuhr von Eiweiss der Pflanzen entstehen leicht Verdauungsstörungen.

4) Wird Eiweiss über Bedarf zugeführt, so wird in den meisten Fällen dennoch alles oxydiert, es hängt also die Grösse der Ausscheidung von Stickstoff im Urin und Kot wesentlich von der Grösse der Eiweisszufuhr ab. Wird überreichlich gemischte Kost zugeführt, so bleibt nicht sowohl Eiweiss, als vielmehr Fett im Körper zurück. Doch findet bei Mast auch ein gewisser Eiweissansatz im Körper statt. Grössere Leistungsfähigkeit der Muskulatur aber wird nicht erzielt durch Mast, sondern durch Uebung der Muskel bei reichlicher Eiweisszufuhr. Die grössten Leistungen vollbringt der magere, mit Eiweiss reichlich genährte an Muskelarbeit gewöhnte Körper, wogegen reichlicher Fettansatz gegen Hunger widerstandsfähiger macht. —

Eigentümlichkeiten des kindlichen Stoffwechsels.

Es wurde oben auf Grundlage von Vierordts Angaben über Verteilung der Energieverluste der Schluss gezogen, dass die Grösse der Hautoberfläche für die Abgabe von Energie von massgebendem Einfluss sein muss. Rubner hat überdies experimentell nachgewiesen, dass bei erwachsenen Hunden verschiedener Grösse, die durch Oxydationsprozesse im Körper frei gewordene Energie der Grösse der Hautoberfläche geradezu proportional ist; mit andern Worten, dass bei Hunden sehr verschiedener Grösse und sehr verschiedenen Gewichts auf 1 Quadratmeter gleichviel Energie aus der potentiellen Form in Bewegungsenergie übergeführt wird. — Man übersieht die

Eigentümlichkeiten des kindlichen Stoffwechsels am besten, wenn man für die verschiedenen Altersklassen berechnet, wie viel durch Oxydation gebildete Calorien auf ein Quadratmeter Hautoberfläche kommen. Die Berechnung der Energiemenge geschieht aus den zugeführten Nahrungsstoffen unter Berücksichtigung des täglichen Anwuchses, die Berechnung der Körperoberfläche nach der Formel von Vierordt-Meeh.

Zur bequemen Berechnung dieser Körperoberflächen gebe ich die folgende Tabelle. Für die nicht in der Tabelle enthaltenen Gewichte können die Oberflächen leicht durch Interpolation gefunden werden, zu welchem Zweck die »Differenzen« beigegeben sind. Die Oberflächen sind in Quadratdecimeter, die Gewichte in Kilogr.

Tabelle XLIV, Gewichte und Körperoberfläche des Menschen.

Gewichte	1	1,5	2	2,5	3	3,5	4	4,5
Zugehörige Oberfläche	11,97	15,68	19,00	22,04	24,89	27,59	30,16	32,62
Differenzen	371	332	304	285	270	257	246	239

Gewichte	5	6	7	8	9	10	12	14
Zugehörige Oberfläche	35,01	39,50	43,79	47,87	51,77	55,55	62,73	69,56
Differenzen	449	429	408	390	378	718	683	644

Gewichte	16	18	20	24	28	32	36	40
Zugehörige Oberfläche	76,00	82,11	90,84	102,55	113,70	124,24	134,36	144,20
Differenzen	611	873	1171	1115	1054	1012	984	1174

Gewichte	45	50	55	60	70
Zugehörige Oberfläche	155,94	167,40	178,30	188,95	209,39
Differenzen	1146	1090	1065	2044	—

Die abnorm grosse Differenz zwischen 18 Kilogr. und 20 Kilogr. ist kein Irrtum sondern in der Formel begründet — es tritt ein neuer Coefficient auf.

Zur Berechnung der Energiemengen, welche durch Oxydation der verzehrten Nahrungsstoffe frei werden, habe ich mich an die Vorschriften Rubners gehalten. Ich habe namentlich auch gerechnet, dass $\frac{1}{4}$ des Anwuchses organische Substanz sei und 1 gr dieser organ. Substanz 4 Calor. liefern könnte, also 1 gr Anwuchs = 1 Calor.

Meines Erachtens sollte man 1 gr Anwuchs eher = 1,5 Calor. rechnen, doch kommt nicht viel darauf an, da der Anwuchs verhältnismässig klein ist und es sich überhaupt mehr um Schätzungen als um genaue Rechnungen handelt. Für Kot habe ich bei den Muttermilchkindern 3 % der Calorien in Abzug gebracht; bei den Kuhmilchkindern habe ich 10 %, bei einem mit Mehlbrei genährten Säugling gar 15 %, bei den Kindern mit gemischter Kost aber 7,5 % in Abzug gebracht. Bei den 3 letzten Gruppen habe ich aber für Anwuchs nichts abgezogen; der Prozentabzug sollte in Bausch und Bogen für angesetzte Substanz, Verlust durch Kot, Erwärmung von Urin und Kot gelten.

(Tabelle XLV siehe Seite 108).

Die künstlich Ernährten in b., sind von F o r s t e r beobachtet; für das mit Mehlbrei Ernährte hat Forster kein Gewicht angegeben, ich habe deshalb das Mittelgewicht dieses Alters eingesetzt. Für die Mädchen im 15.—18. Lebensjahre ist nach frühern Erörterungen anzunehmen, dass sie Körpersubstanz verbrannt haben und zwar ist etwa 1 gr N und 16 gr C in Verlust geraten = 6,25 Eiweiss und 16,1 Fett. Daraus wären etwa 180 Calor. entstanden, so dass für dieses Alter statt der Tabellenwerte besser zu rechnen wäre 1360 + 180 = 1540 Calor. absolut = 1050 Calor. auf den Quadratmeter. Bei dem Knaben im 5. und 6. Jahr sind zur Berechnung der Nahrungsstoffe nur 8 Versuchstage vorhanden, die Angaben Calor. betreffend sind also hier nicht sehr zuverlässig.

Die Wärmeproduktion von Kindern ist auch direkt mittelst des Calorimeters bestimmt worden und zwar von L a n g l o i s. Solche Versuche können natürlich keine so zuverlässigen Resultate liefern, wie die Berechnung in Tabelle XLV, da dieselben nur kurze Zeit dauern und von dieser kurzen Zeit aus ein Schluss auf den 24stündigen Durchschnittswert gemacht wird, was nicht ganz zulässig ist. Ueber die Art der Ernährung der betreffenden Kinder konnte ich keine Angaben finden. Die Resultate waren folgende:

(Siehe Seite 109).

Tabelle XLV, 24stündige Energiemengen.

a. Kinder im ersten Jahre unter normalen Verhältnissen.

	Muttermilch								Kuhmilch		gemischte Kost
Alter	3. Tag	7. T.	14. T.	4. Wch.	7. W.	10. W.	14. W.	20. W.	40. W.	52. W.	59. W.
Gewicht in Kilogramm	2,8	2,9	3,0	3,4	4,2	4,8	5,3	6,3	8,6	10,0	10,3
Oberfläche in Quadratdecimeter	23,75	24,32	24,89	27,05	31,14	34,05	36,36	40,79	50,21	55,55	56,67
24stünd. Calorien	190	220	254	322	442	470	483	520	836	1004	790
Calorien auf 1 Quadratmeter Oberfläche	800	900	1020	1190	1420	1380	1330	1270	1660	1810	1390

b. Säuglinge unter abnormen Verhältnissen.

Das frühgeborne Kind.

								Künstlich Ernährte	
								mit Mehl-brei	mit kondensir-ter Kuhmilch
Alter	1.—3. Woche	5. W.	8. W.	12. W.	16. W.	20. W.	24. W.	7. Woche	4. Monat
Gewicht	1,3	1,4	2,1	2,7	3,2	3,8	4,1	4,0	5,5
Oberfläche	14,20	14,94	19,61	23,18	25,97	29,13	30,65	30,16	37,25
Calorien	33	95	198	280	340	326	408	660	553
Cal. auf 1 Quadratmeter	230	640	1010	1210	1310	1120	1330	2220	1490

c. Aeltere Kinder.

	Mädchen						Knabe				
Alter	2.—4. Jahr	5.—7.	8.—10.	11.—14.	15.—18.	21.—24.	5. u. 6. Jahr	7.—10.	11.—14.	15. u. 16.	17. u. 18.
Gewicht	12,7	16,6	22,3	31,9	41,0	44,5	18,0	24,0	34,0	52,8	59,4
Oberfläche	65,11	77,83	95,07	124,00	146,50	154,77	82,11	102,50	129,30	172,00	187,70
Calorien	957	1140	1320	1650	1360	1780	1380	1480	1610	2100	2240
Cal. auf 1 Quadratmeter	1470	1460	1390	1330	1150	1150	1680	1440	1250	1220	1200

d. Erwachsene nach Rubner.

normaler Mensch, Gewicht 65,5 Kilogr., Oberfläche 200 Quadratdecimeter

	Hunger		Ernährung		
	Ruhe	Ruhe	mässige Körperbewegung	leichte Arbeit	sehr schwere Arbeit
Calorien	2260	2380	2440	2850	4800
Cal. auf 1 Quadratmeter	1130	1190	1220	1420	2400

Zwerg 20 Jahre alt, Gewicht 6,1 Kilogr., Oberfläche 39,9 Quadratdecimeter

Calorien	491
Cal. auf 1 Quadratmeter	1231

Körpergewicht in Kilogramm	Calorien in 24 Stunden	Calorien auf 1 Quadratmeter Oberfläche
10	936	1690
9	842	1620
7	689	1580
6	590	1500
4	413	1370
2	288	1510

demnach leidlich mit Tabelle XLV übereinstimmend.

In welcher Weise die früher schon namhaft gemachten 3 Faktoren, G r ö s s e   d e r   O b e r f l ä c h e , K ö r p e r b e w e g u n g und V e r d a u u n g s a r b e i t , den kindlichen Stoffwechsel beherrschen und seine Eigentümlichkeiten herbeiführen geht aus Tabelle XLV mit aller Deutlichkeit hervor,

1) G r ö s s e   d e r   O b e r f l ä c h e .

Fasst man die Tabellen a, c und d ins Auge, so sieht man, wie schon vom 14. Lebenstag an und bis zum Ende des Kindesalters auf den Quadratmeter Kind ungefähr so viele Calorien kommen, wie auf den Quadratmeter des Erwachsenen unter vergleichbaren äussern Verhältnissen; ausgenommen die Zeit der Ueberfütterung mit Kuhmilch in der 40. und 52. Woche. Ja auch das frühgeborne Kind zeigt in Tabelle b von der 12. Lebenswoche an dasselbe Verhalten. Dagegen, wenn man die Calorien auf 1 K i l o - g r a m m   K ö r p e r g e w i c h t berechnet, findet man für den Säugling und für den erwachsenen Zwerg 80 — 100, für das Kind im 10. Lebensjahre etwa 60, für das Kind am Ende der Entwicklung und den nicht arbeitenden Erwachsenen 30—40 Calorien. Dem entspricht, dass bei dem Kind viel mehr Oberfläche auf 1 Kilogramm Körpergewicht kommt, als bei dem Erwachsenen; z. B. das Kind mit 1,3 Kilogr. Gewicht hat 10,9 Quadratdecimeter, der Erwachsene von 65,5 Kilogr. Gewicht 3,1 Quadratdecimeter Oberfläche auf 1 Kilogr. Gewicht. — D e r   N a h r u n g s b e d a r f   i s t   a l s o   i m   g r o s s e n   u n d   g a n z e n   p r o p o r t i o n a l   d e r   a b s o l u t e n   G r ö s s e   d e r   K ö r p e r o b e r f l ä c h e   u n d   z w a r   i n   j e d e m   A l t e r . Das hat zuerst R u b n e r erkannt und ausgesprochen, obwohl ihm nur ein spärliches statistisches Material, Kinderernährung betreffend, zu Gebot stand. Vor ihm kam schon V i e r o r d t dieser Entdeckung sehr nahe, seine Rechnungen konnten aber bei dem frühern Stand der Thermochemie und Ernährungslehre noch nicht zu einem ganz befriedigenden Abschluss führen. An die Grösse des Nahrungsbedarfes und der Nahrungszufuhr ist, wie schon im 1. Abschnitt erörtert wurde, die G r ö s s e d e r A u s s c h e i d u n g e n geknüpft, also hängen auch diese im Wesentlichen von der Grösse der Körperoberfläche ab.

2) Einen verhältnismässig bescheidenen Einfluss hat (wie beim Erwachsenen unter nicht extremen Verhältnissen) die K ö r p e r b e w e g u n g u n d m e c h a n i s c h e A r b e i t auf den kindlichen Stoffwechsel. Man wird die grössere Beweglichkeit des jüngern Kindes (gegenüber dem ältern Kind und Erwachsenen ohne Arbeit) besonders in Tabelle c leicht erkennen; aber auch in Tabelle a wird neben der warmen Einhüllung die geringe Beweglichkeit des Säuglings der ersten Monate gegenüber den veränderten Verhältnissen beim Kind in der 2ten Hälfte des 1. Lebensjahres in Anschlag gebracht werden müssen.

3) Weit grösser ist der Einfluss der V e r d a u u n g s a r b e i t. Das mit Mehlbrei ernährte Kind in der 7. Woche, die mit Kuhmilch ernährten Kinder im 4. Monat, der 40. und 52. Woche haben enorm grosse relative Energiemengen frei gemacht. Es ist schwierig, sich vorzustellen, auf welchem Wege die überreichlich erzeugte Energie bei Ueberfütterung abgeführt wird. Bei starker körperlicher Thätigkeit sieht man die Rötung und Erwärmung der Haut und die vermehrte Wasserausscheidung ohne weiteres; während der Verdauung ist eine mässige Erhöhung der Körpertemperatur, der Pulsfrequenz, eine starke Vermehrung des Sauerstoffverbrauches und der Kohlensäureausscheidung alles, was zu bemerken ist; eine erheblich vermehrte Wärmeabgabe scheint nicht stattzufinden. Ich habe bei den überfütterten Kindern der schlechtern ›Ausnützung« der Nahrung durch Abzug von 10 % bis 15 % der Calorien für den Verlust durch Kot u. s. w. reichlich Rechnung getragen, unmöglich ist nicht (nach den frühern Bemerkungen über diese Verhältnisse S. 100) dass bei

Ueberfütterten noch viel mehr Energie auf dem Wege der Kot-
bildung den Körper verlässt, als nach dem Ausnützungsversuch
und der calorimetrisch bestimmten Verbrennungswärme der betreffenden Kotfixa angenommen wird. — Es ist eben erwähnt worden,
dass die Energieausgaben des Säuglings verhältnismässig klein seien,
weil er sehr gut eingehüllt ist und die meiste Zeit mit Schlafen
zubringt. Damit kann aber die Steigerung der relativen Energiemenge in Tabelle a vom 3ten Tag bis zur 4. und 7. Woche nicht
befriedigend erklärt werden, denn auch in der 7. Lebenswoche ist
der Säugling noch wenig beweglich; noch weniger können die Erscheinungen in den ersten 7 Wochen des frühgebornen Kindes damit erklärt werden. Offenbar kommt die geringe Verdauungsarbeit
des Säuglings in den ersten Wochen als wesentlichstes Moment in
Betracht. Die Verdauungsorgane sind in dieser Zeit noch zu
schwach, als dass sie grosse Mengen Milch bewältigen könnten.
Wie die Beobachtungen von Denneke beweisen, hat ein abnorm
grosser Vorrat von Frauenmilch oder künstliche Ernährung durch
die Flasche in diesem frühen Alter weder vermehrte Nahrungsaufnahme, noch Vermeidung oder raschere Beseitigung des Gewichtsverlustes der ersten Tage zur Folge. Das Kind hat aber auch in
diesem frühen Alter kein so grosses Nahrungsbedürfnis. Denn der
Körper besitzt in dieser Zeit in hohem Masse die Fähigkeit, Nahrungsstoffe zu organisieren und der Zersetzung zu entziehen, so dass
das Kind in der Zeit vom 7. bis 28. Tage trotz der kärglichen Nahrung ein bedeutendes Wachstum hat. Dass Kinder von der 4. bis
zur 20. Woche auch mit weniger Muttermilch als in meinen Tabellen angegeben wurde, kräftig wachsen könnten, ist unwahrscheinlich. Die Fähigkeit des Körpers, von der zugeführten Nahrung eine gewisse Menge zu organisieren, nimmt offenbar rasch ab
und es ist im spätern Alter ein Ueberfluss an Nahrungsstoffen notwendig, damit der Anwuchs genügend vor sich gehen kann. Weiteres hierüber siehe S. 116—119.

Dagegen dürfte man die Zufuhr der Kuhmilchkinder in der
2ten Hälfte des ersten Lebensjahres wohl etwas einschränken. In

der eigentlichen Säuglingsperiode, bis zur 20. Woche etwa, ist die Ueberfütterung künstlich Ernährter gefährlich und daher von den Kinderärzten bereits abgestellt worden, später ist sie allerdings ungefährlich aber immerhin unnötig. Mit einer täglichen Nahrungsmenge, welche 700—800 Calor. entspricht, kämen Kinder in diesem Alter wohl gut aus.

Ueber die Energiemengen, welche von den einzelnen Nahrungsstoffen geliefert wird, lässt sich unter Berücksichtigung des täglichen Anwuchses und des Verlustes durch Urin und Kot etwa folgendes festsetzen:

Tabelle XLVI, von 100 Calorien stammen:

Art der Ernährung u. Alter	Muttermilch				Ende des 1. Jahres Kuh- gem milch Kost		gemischte Kost mit viel Kuhmilch 2.—4. Jahr	gemischte Kost mit weniger Milch. nach dem 4. Jahr		
	14. Tag	7. Woche	10. W.	20. W.				Mittel	Min.	Max.
von Eiweiss	16	11	11	10	22	14	18	17	16	18
von Fett	43	45	46	47	47	21	36	23	19	34
von Kohlehydrat	41	44	43	43	31	65	46	60	52	63

In den ersten Monaten trägt das Eiweiss nur wenig zur Energieerzeugung bei, da die Muttermilch verhältnismässig arm an Eiweiss ist und eine grosse Menge desselben organisiert wird; später bei gemischter Kost ist die Beteiligung des Eiweisses grösser und sehr konstant, was mit der besondern Aufgabe zusammenhängt, welche das Eiweiss im Körper zu erfüllen hat. Sehr reichlich trägt das Fett zur Energieerzeugung bei, so lange Frauenmilch oder Kuhmilch die ausschliessliche Nahrung bildet. Auch noch im 2.—4. Jahre lässt sich der Einfluss der reichlichen Milchzufuhr erkennen. Verhältnismässig wenig Milch genoss das Kind kurz nach Beendigung des ersten Lebensjahres bei gemischter Kost. — Bei gemischter Kost schwankt die Beteiligung des Fettes und der Kohlenhydrate innerhalb ziemlich weiter Grenzen, entsprechend dem Umstande, dass beide Stoffe beim Stoffwechsel keine derartige Rolle spielen, wie das Eiweiss.

Es war S. 63 von Herstellung einer Tabelle die Rede, aus welcher der Bedarf an Nahrungsstoffen für jedes Körpergewicht eines

Kindes, unabhängig vom Alter desselben, zu ersehen wäre. Prinzipiell ist eine solche Zusammenstellung zu verwerfen, da nach Tabelle XLV und den folgenden Erörterungen der Bedarf an Nahrungsstoffen nicht allein vom Körpergewicht, respektive der Grösse der Körperoberfläche, sondern auch von andern Momenten, abhängig ist. Für die Zwecke der ärztlichen Praxis können aber diese Nebeneinflüsse als unerheblich vernachlässigt werden. Um bei Berechnung der fraglichen Tabelle von den zufälligen und regellosen Schwankungen der Zufuhr an Fett und Kohlehydraten unabhängig zu sein, habe ich (für entwöhnte Kinder, welche hier allein in Betracht kommen) die Mittelzahlen der Tabelle XLVI benützt, also bei Kindern über 4 Jahren angenommen, dass 23 % der Energieausgaben von Fett, 60 % von Kohlehydraten und 17 % von Eiweiss gedeckt werden. Ich konnte nach diesem feststehenden Verhältnis berechnen, wie viel Fett, Kohlehydrate und Eiweiss notwendig waren, um die in Tabelle XLV, c, angegebenen Calorien jeweils zu erzeugen unter Berücksichtigung des Umstandes, dass 7,5 % der zugeführten Potentialenergie für Kot, Anwuchs etc. abzurechnen ist. Durch graphische Interpolation erhielt ich schliesslich folgendes Resultat:

Tabelle XLVII.

Gewicht in Kilogr.	8,5	10	12	14	16	18	20	22	24	
Eiweiss	41	40	43	47	50	62	63	65	66	Knaben
						53	55	58	61	Mädchen
Fett	40	35	38	37	31	37	37,5	38,5	39	Knaben
						31	33	35	37	Mädchen
Kohlehydraten	54	97	105	135	170	220	225	230	235	Knaben
						185	195	205	220	Mädchen

Gewicht in Kilogr.	26	28	30	35	40	45	50	55	60	
Eiweiss	67	68	69	73	80	88	96	100	100	Knaben
	64	67	70	75	77	80	82	—	—	Mädchen
Fett	40	40,5	41	44	47	50	53	56	60	Knaben
	39	40	42	44	46	47	48	—	—	Mädchen
Kohlehydraten	240	245	247	260	280	300	315	330	350	Knaben
	230	240	250	265	275	280	285	—	—	Mädchen

Für das Gewicht von 8,5 Kilogr. ist eine tägliche Ausgabe von 700 Calor. und ein Bedarf an 1100 ccm Kuhmilch (bei ausschliesslicher Ernährung mit solcher) angenommen. Für 10 Kilogr. ist eine tägliche Ausgabe von 800 Calor. gedeckt durch 900 ccm Kuhmilch, der Rest durch Beinahrung (hauptsächlich Mehlstoffe) angenommen. Bei Ernährung ausschliesslich mit Kuhmilch würde das Kind von 10 Kilogr. 1300 ccm Kuhmilch mit 47 Eiweiss, 45 Fett und 65 Kohlehydrat zur Deckung der Ausgaben brauchen. Die b e o b - a c h t e t e Zufuhr ist bekanntlich erheblich grösser. Für die eigentliche Säuglingszeit habe ich die Berechnung nach dem Körpergewicht unterlassen, da solche für die ersten Lebenswochen gar nicht zulässig ist, für die späteren Wochen aus Tabelle XIII, XV und XLV leicht angestellt werden kann. — Das Zurücktreten des Fettes bei dem Gewicht von 16 Kilogr. und folgenden kommt daher, dass mit vorschreitendem Alter die Kuhmilch bei der Ernährung zurücktritt.

Will man (bei dem ältern und schwerern Kind) reichlicher mit Fett ernähren, als in der Tabelle vorgeschrieben ist, also z. B. einem Mädchen von 50 Kilogr. Gewicht 96 gr Fett täglich verabreichen (48 gr mehr als in der Tabelle vorgeschrieben), so hätte man die Kohlehydrate um $48 \times 2,1 = 100$ gr zu reduzieren, also nur 185 gr davon zu verabreichen, wenn Ueberfütterung vermieden werden soll. Erheblich unter meine Fettmengen wird man nicht gehen, da allzuviel Kohlehydrate schwer verdaulich sind.

Dem Wachstum wurde in der bisherigen Erörterung nur ein bescheidener Einfluss auf die Stoffwechselvorgänge zugeschrieben, nämlich nur in so weit, als durch dasselbe eine gewisse Menge Substanz der Oxydation entzogen und im Körper unzersetzt abgelagert wurde.

Frühere Autoren, namentlich auch V i e r o r d t, nahmen einen viel weitergehenden Einfluss des Wachstums auf den kindlichen Stoffwechsel an. Letzterer spricht sich in der Einleitung zu seiner Kindsphysiologie geradezu dahin aus »dass in dem Wachstum die Bedingungen der Beschleunigung des kindlichen Stoffwechsels liegen«.

Er war der Meinung »dass die eben anwachsenden Gewebebestand-
teile einem viel regern Stoffumsatz unterliegen, als die schon vorhandenen«; was er sogar durch Rechnung (Kindsphysiologie S. 415)
nachzuweisen versuchte.

Daneben war es, wie schon erwähnt, eben Vierordt, welcher
die Bedeutung der Körperoberfläche für die Wärmeabgabe hervor-
hob, welcher in richtiger Würdigung der Verhältnisse die Oberfläche
nach dem Gewicht zu berechnen lehrte und als Erster Körperoberflächen und Calorien aus der Nahrung für die verschiedenen Altersklassen in einer Tabelle zusammenstellte (Kindsphysiologie S. 386).
Nur der Umstand, dass früher chemische und mechanische Vorgänge bei Stoffwechselfragen ganz getrennt betrachtet und behandelt
wurden, konnte ihn verhindern, eine klare Einsicht in die Verhältnisse des kindlichen Stoffwechsels zu gewinnen. Rubner hat als
Privatdocent am physiologischen Institut zu Mün-
chen die mechanische Theorie in ihrer Anwendung auf den Stoffwechsel nicht nur durch wertvolle calorimetrische und physiologische Untersuchungen bereichert, sondern war der Erste, welcher
(wie er sich ausdrückt) »die Wärmelehre in eine innigere und leichter
verständliche Verbindung zur Ernährungslehre brachte«. (Zeitschrift
für Biologie 1885 S. 251 ff.) Den Einfluss der Verdauungsarbeit,
insbesondere für Säuglinge, konnte Rubner damals noch nicht genügend würdigen schon wegen der Dürftigkeit seiner Statistik über
Ernährung derselben. Wertvolle Untersuchungen über die Ausscheidung von Kohlensäure unter dem Einfluss verschiedener Lufttemperaturen und namentlich auch der Verdauung hat Rubner einige Jahre später veröffentlicht (Biologische Gesetze Marburg 1887);
den Schlüssen welche Rubner aus seinen Versuchen zieht, vermag
ich mich allerdings nicht immer anzuschliessen. Ueber die Verdauungsarbeit, welche die verschiedenen Nahrungsstoffe (Eiweiss,
Fett, Kohlehydrate) erfordern, hat Magnus Levy neuerdings
Versuche veröffentlicht (Pflüger's Archiv B. 52 S. 475 ff.), welche
ich oben schon erwähnt habe. Ich selbst habe, soweit dies ohne
eigene Versuche, auf Grund der Theorie möglich war, schon seit

vielen Jahren durch Wort und Schrift für eine richtige Deutung der Stoffwechselvorgänge und besonders der Verdauungsarbeit mich bemüht.

Es bedurfte also mehrerer Jahrzehnte, bis die mechanischen Theorien, von R o b e r t M a y e r und seinen Nachfolgern schon längst entwickelt, auf die Lehre vom Stoffwechsel einen wirklichen Einfluss gewannen. In den Lehrbüchern der Physiologie war ihrer freilich schon längst gedacht worden, aber ohne dass ihre Bedeutung voll gewürdigt worden wäre. —

Man könnte annehmen, dass beim Kinde ein erheblicher Einfluss der Wachstumsvorgänge auf den Stoffwechsel vielleicht deshalb nicht nachzuweisen sei, weil der tägliche Anwuchs nur Bruchteile von Prozenten des jeweiligen Körpergewichts und wenige Prozente der zugeführten Nahrung beträgt; und dass eher bei dem rasch wachsenden Kalbe ein solcher konstatiert werden könnte. Es sind kürzlich ganz zuverlässige Stoffwechselversuche beim Kalb angestellt worden (Soxhlet, erster Bericht über Arbeiten bei der k. k. landwirtschaftlich-chemischen Versuchsstation in Wien. Wien 1878), welche eine Prüfung der Frage gestatten. 3 Kälber im Alter von 16—23 Tagen dienten als Versuchstiere, die Versuche erstreckten sich wegen der grossen Schwierigkeiten allerdings nur über 1—3 Tage; das Mittelgewicht der Tiere war 50 Kilogramm, die Ergebnisse (in 24stündigen Mittelwerten) sind wie folgt:

	Eiweiss		Fett		Milchzucker
Zufuhr		245		237	422
Anwuchs	168	} 181,5	158	} 158,5	—
im Kot	13,5		0,5		
zersetzt		63,5		78,5	422

Im Kot wurde Stickstoff und Aetherextrakt bestimmt, ersterer wurde auf Eiweiss umgerechnet, daher das »Eiweiss im Kot«; das Aetherextrakt des Kotes wurde als Fett gerechnet.

Aus 63,5 Eiweiss, 78,5 Fett und 422 Milchzucker entstehen 2650 Calorien und 975 gr CO_2 (welche direkt durch Respirationsversuche ermittelt wurde); auf 1000 gr Kalb kamen 19,5 gr CO_2.

Diese Kälber setzten im 24stündigen Mittel 925 gr Substanz an.

Mit Hilfe dieser Versuche von Soxhlet ist es möglich, ältere minder vollkommene Beobachtungen von Crusius besser zu verwerten als früher möglich war. Nach Crusius tranken nämlich 2 Kälber in der 9. Lebenswoche im Tagesmittel 9,7 Kilogr. Kuhmilch und setzten (bei einem Mittelgewicht von 100 Kilogr.) täglich 0,6 Kilogr. Körpersubstanz an. Nimmt man an, dass bei diesen Kälbern die Ausnützung der genossenen Milch und die Zusammensetzung der gebildeten Körpersubstanz dieselbe gewesen sei wie bei den Kälbern von Soxhlet, was man ohne grossen Fehler thun kann, so erhält man für diese Kälber in der 9. Woche folgende 24stündige Mittelwerte:

	Eiweiss	Fett	Kohlehydrate
Zufuhr	349	359	475
im Anwuchs	109	102	—
im Kot	20	1	—
zersetzt	220	256	475

Aus der zersetzten Substanz entstehen 5170 Calorien und 1803 gr CO_2; auf 1000 gr Tier kommen 18 gr CO_2 im 24stündigen Mittel.

Endlich ist durch zuverlässige Versuche ermittelt, dass beim ausgewachsenen Ochsen in der Ruhe auf 1 Kilogr. Tier 10,3 gr CO_2, beim Mastochsen aber auf 1 Kilogr. Tier 13,0 gr CO_2 in 24 Stunden kommen. Es beträgt im letzten Fall die 24stündige Gewichtsvermehrung 0,3 % des vorhandenen Körpergewichtes.

Als mittleres Körpergewicht ausgewachsener Ochsen kann man 500 Kilogramm annehmen.

Um aus der Kohlensäuremenge die gebildeten Calorien zu berechnen, muss man noch wissen, in welchem Verhältnisse die zersetzten Nahrungsstoffe zu einander standen. Ich nehme nach den Angaben von E. Wolff, Professor in Hohenheim, an, dass beim erwachsenen Ochsen auf 8 gr Kohlehydrate 0,7 gr Eiweiss und 0,15 gr Fett zersetzt werden und zwar sowohl von dem ruhenden Ochsen als von dem Mastochsen, obwohl bei letzterem in Wirklichkeit etwas mehr Eiweiss zersetzt wird. Der Mehrbetrag ist so gering, dass es nicht lohnt, ihn zu berücksichtigen.

Um aus dem Gewicht der Tiere ihre Körperoberfläche zu berechnen, muss man die Formel anwenden:

$$O = G^{0,667} \times f$$

wobei f ein bisher nicht ermittelter konstanter Faktor ist.

Das Ergebnis der angestellten Rechnungen ist nun in folgender Tabelle zusammengefasst:

Nahrung	Kuhmilch		gemischtes Futter	
Alter	2.—3. Woche	9. Woche	erwachsener Ochs in Ruhe	erwachsener Ochs in Mast
Gewicht in Kilogramm	50	100	500	500
Oberfläche in Quadratdecim.	13,6 × f	21,5 × f	63,0 × f	63,0 × f
24stündige Calorien	2650	5170	13200	16700
Calorien auf 1 Quadratmeter Oberfläche	$\frac{19500}{f}$	$\frac{24000}{f}$	$\frac{21000}{f}$	$\frac{26500}{f}$

Vergleicht man die Rubrik »Calorien auf 1 Quadratmeter« in
obiger Tabelle mit der entsprechenden Rubrik der Tabelle XLV,
so findet sich eine auffallende Uebereinstimmung: Bei dem Kind
in den ersten Wochen ist wie beim Kalb in den ersten Wochen die
relative (auf Oberfläche bezogene) Produktion von Bewegungsenergie
k l e i n e r als beim Erwachsenen in Ruhe; der langsamer wach-
sende Körper (Kind von der 7. Woche an, Kalb in der 9. Woche)
hat eine g r ö s s e r e Produktion von relativer Bewegungsenergie als
der ruhende Erwachsene, die grösste hat der erwachsene Körper bei
der Mast. Dies rührt, wie ich oben schon ausgeführt habe, daher,
dass wohl alle Körper unmittelbar nach der Geburt am besten be-
fähigt sind Nahrungsstoffe in Form von Körpersubstanz anzusetzen,
dass sie also zu dieser Zeit einer mässigen Nahrungszufuhr bedürfen
um ein grosses Wachstum zu erzielen. Beim Körper im spätern
Jugendalter oder vollends beim Erwachsenen dagegen muss ein
grosser Ueberfluss an Nahrungsstoffen zugeführt werden, um Anwachs zu erzielen. Entsprechend ist auch die Grösse der Verdauungsarbeit. Letztere ist freilich auch beim ganz jungen Tier
insofern grösser als beim nicht in Mast befindlichen Erwachsenen, als
beim erstern Nahrungsstoffe resorbiert werden müssen nicht nur für

Erhaltung, sondern auch für Vergrösserung des Körpers, dafür liegen aber bei fast allen ganz jungen Tieren die übrigen Körperfunktionen darnieder, so dass um diese Zeit die (relative) Gesamtproduktion von Bewegungsenergie kleiner ist als in allen übrigen Lebensperioden mit Ausnahme etwa des hohen Greisenalters.

In der 2ten Periode des grossen Wachstums, gegen Ende des Kindesalters, ist ein Einfluss der Wachstumsvorgänge auf den Stoffwechsel in Tabelle XLV nicht nachzuweisen. Ich zweifle nicht daran, dass ein mässiger Einfluss derart existiert, in meinen Berechnungen konnte er verdeckt werden bei den Mädchen durch die Mittelziehung, beim Knaben durch Zufälligkeiten, da bei diesem die Zahl meiner Versuchstage doch zu klein ist.

Neben dem selbstverständlichen Einfluss der Wachstumsvorgänge auf den Stoffwechsel — durch Nahrungszufuhr für den Anwachs und Vermehrung der Darmarbeit für diesen Zweck — wäre allerdings auch noch ein anderer, spezifischer Einfluss denkbar, welche Annahme den frühern, mehr oder weniger unklaren, Vorstellungen zu Grunde lag. Sogenanntes »totes« Eiweiss gelangt in den Darm, wird resorbiert und schliesslich beim Wachstum in »lebendes« Eiweiss verwandelt. Wenn das Molekül lebendes Eiweiss eine höhere Gesamtenergie besitzt als das Molekül totes Eiweiss (was nicht unwahrscheinlich ist und wohl in nicht allzuferner Zeit experimentell untersucht werden kann) so erfordert der Aufbau des Körpers eine gewisse Menge von Arbeit, welche so zu sagen latent wird, wenn totes Eiweiss in lebendes übergeht. Um bedeutende Energiemengen kann es sich dabei nicht handeln, und es wird die Menge der durch den Wachstumsprozess etwa latent werdenden Energie durch Versuche und Beobachtungen am Körper heranwachsender höherer Tiere wohl nie gemessen werden können. Man kann diese Menge aber berechnen, wenn bekannt ist, um wie viel grösser der Energievorrat des lebenden Eiweissmoleküls ist, als des toten.

V. ABSCHNITT.

Die Abhängigkeit der Stoffwechselvorgänge von den Jahreszeiten, von der Tageszeit, der Individualität und zufälligen Einflüssen.

Die Verhältnisse, welche hier zur Sprache kommen, sind bisher wenig untersucht worden. Die meisten meiner Befunde sind ohne Zweifel dem Kindesalter nicht eigentümlich, sondern werden sich seinerzeit auch bei Erwachsenen nachweisen lassen. Auf alle Fälle aber wollte ich nicht unterlassen, mein grosses Material auch in dieser Richtung durchzurechnen und die zum Teil sehr interessanten Resultate mitzuteilen.

1. Abhängigkeit der Stoffwechselvorgänge von der Jahreszeit.

M a l l i n g - H a n s e n, Vorstand einer Anstalt für Taubstumme in Kopenhagen, hat nachgewiesen, dass die durchschnittliche Gewichts- und Längenvermehrung der Kinder in seiner Anstalt von der Jahreszeit abhängig war. Er fand, dass das M a s s e n w a c h s - t u m derselben gross sei von Mitte August bis Mitte Dezember, mittelmässig von Mitte Dezember bis Ende April, dass von Ende April bis Ende Juli sogar ein Gewichtsverlust eintrete, welcher den Gewichtszuwachs in der mittlern Periode gerade aufzehre. Der Zuwachs in der Maximalperiode sei etwa 3 mal so gross, als der in der Mittelperiode. Gerade den umgekehrten Gang wie die Gewichtszunahme gehe die Längenzunahme. (Malling-Hansen, Perioden im Gewichte der Kinder und der Sonnenwärme, Kopenhagen 1886.)

Ich fand die Resultate Malling-Hansens im wesentlichen bestätigt bei 3 Kindern, welche aus der württemb. Stadt Esslingen stammen und von der Geburt bis zu ihrem jetzigen Alter (ca 12 Jahren) fortlaufend sorgfältig gemessen und gewogen wurden. Diese Kinder waren z i e m l i c h   h ä u f i g   u n w o h l. Bei meinen eigenen Kindern fand die stärkste Gewichtszunahme vom 1. Sept. bis 1. November statt, wie bei den Esslinger Kindern, in den übrigen Monaten schwankte die Zunahme bei meinen Kindern innerhalb enger Grenzen u n r e g e l m ä s s i g hin und her. Dieselben waren n u r   s e l t e n   u n w o h l oder krank. Meine Längemessungen fanden nicht so regelmässig statt, um daraus einen etwaigen Einfluss der Jahreszeit auf die Längenvermehrung studieren zu können. Prof. Dr. W i e n e r an der techn. Hochschule zu Karlsruhe, welcher seine Söhne von der Geburt an sorgfältig gemessen hat, gibt an, dass er bei einem derselben eine Abhängigkeit der Längevermehrung von der Jahreszeit nicht finden konnte, trotzdem besondere Messungen zu diesem Zweck vorgenommen wurden, bei den andern 3 Söhnen wurde diese Frage nicht untersucht. (Vorträge von Chr. W i e n e r gehalten im naturwissenschaftlichen Verein zu Karlsruhe.)

Dr. S c h m i d - M o n n a r t fand bei Kindern in Halle, dass die Hauptgewichtszunahme in der 2ten Jahreshälfte bes. im September stattfindet. Im Februar bis Juli war geringere Gewichtszunahme, im März sogar Abnahme zu beobachten; die Perioden liegen aber nicht genau so wie bei Malling-Hansen. Die Längenzunahme war bei ältern Knaben ziemlich gleichmässig, bei jüngern Knaben und Mädchen war zur Zeit der stärksten Gewichtszunahme schwächste Längenzunahme und umgekehrt. Diese Beobachtungen sollen demnächst veröffentlicht werden, ich verdanke dieselben der Privatmitteilung des genannten Herrn.

Malling-Hansen hat für die interessante Erscheinung eine alberne Erklärung gegeben, indem er eine s p e z i f i s c h e »Wachstumsenergie« der Sonne annahm. In Wirklichkeit hängt dieselbe überhaupt nicht mit dem Wachstum zusammen, sondern wird durch zahlreiche, nach Beschaffenheit und Stärke offenbar sehr verschiedene und örtlich stark wechselnde Momente hervorgebracht, welchen die Menschen, Erwachsene wie Kinder im Wechsel der Jahreszeiten ausgesetzt sind. Einige dieser Momente lassen sich ohne weiteres aufzeigen. Nach meinen eigenen und fremden Beobachtungen verringert grosse Sonnenhitze das Körpergewicht, weil der Wasserverlust durch gesteigerte Perspiration nicht vollständig durch Trinken gedeckt wird. Nach allgemeiner ärztlicher Erfahrung ist in Deutschland, von Epidemien abgesehen, der Krankenstand im Frühjahr und in der ersten Hälfte des Sommers ein hoher, im Herbst und Beginn des Winters ein niederer, was bei Mittelziehung ein dem Massenwachstum ungünstiges, dem Längenwachstum günstiges Resultat ergeben muss, letzteres deshalb, weil Erwachsene wie Kinder nach der Ruhe, namentlich nach der Bettruhe, um einige Centimeter länger sind als nach Stehen und Gehen. Dass schwere, lang dauernde Krankheiten sowohl Massenwachstum, als Längenwachstum hemmen, ist allerdings richtig und ich selbst habe dies bei meinem 5. Kinde auch zur Genüge erfahren; ich rede hier nur von den zahlreichen leichten und vorübergehenden Erkrankungen und blossem Unwohlsein der Kinder. (Näheres über diesen Gegenstand siehe in meiner Arbeit »Massenwachstum und Längenwachstum« in dem Jahrbuch für Kinderheilkunde 1893.)

Dass einzelne Stoffwechselerscheinungen von der Lufttemperatur abhängig sind, ist selbstverständlich. Man nimmt gewöhnlich an, dass durch die Hitze des Sommers die Perspiration und damit auch Wasserbedarf und Wasserzufuhr grösser wird, dass die absolute oder wenigstens die relative Menge des Urins dagegen kleiner wird. Der Bedarf an organischen Nahrungsstoffen scheint (entsprechend der Lufttemperatur) im Sommer am geringsten, im Winter am grössten, im Frühling und Herbst von mittlerer Grösse, und man hat keinen Grund anzunehmen, dass beim Menschen die Nahrungsaufnahme sich nicht dem Bedarf entsprechend gestalte. Unsere frei lebenden Tiere freilich sind im Winter harten Entbehrungen ausgesetzt, im Frühling, Sommer und Herbst stehen ihnen Nahrungsmittel reichlich zu Gebot. Sie kommen abgemagert ins Frühjahr, wohlgenährt in den Winter, augenscheinlich findet bei ihnen eine starke Nahrungsaufnahme im Frühjahr zur Deckung der Verluste, eine starke Nahrungsaufnahme im Spätsommer und Herbst zum Zwecke der Mästung statt. In ähnlicher Weise mussten wohl auch unsere Ahnen leben. Dass sich eine Andeutung an diesen Typus der Ernährung bei meinen Kindern fand, war mir in der That überraschend. Es war nämlich die Nahrungszufuhr wie folgt (als Mittelwert für 24 Stunden und ein Kind berechnet, nur aus denjenigen Versuchstagen, an welchen die Nahrung analysiert ist).

Tabelle XLVIII, Werte in gr,

Zeit	Gesamtnahrung	Wasser	organ. Fixa	Eiweiss	Fett	Kohlehydrate	Zahl der Beobachtungstage
Dez. Jan. Febr. I. Quartal	1595	1281	333	64	40	230	168
März. April. Mai. II. Quartal	1726	1352	354	70	49	235	104
Juni. Juli. Aug. III. Quartal	1734	1395	320	65	46	209	132
Sept. Okt. Nov. IV. Quartal	1837	1444	372	70	49	252	120
Jahresmittel	1723	1368	345	67	46	232	524

Berechnet man die Energiemenge in Calorien, welche durch Oxydation der zugeführten Nahrung entstehen würde (wie früher unter Abrechnung von 7,5 % der Calorien für Verlust durch Kot etc.) so erhält man:

I. Quartal	II. Quartal	III. Quartal	IV. Quartal	Jahresmittel
1460	1580	1430	1640	1530

Nimmt man an, dass im Frühling und Herbst die mittlere Jahresmenge an Calorien, als 1530, im Sommer die für das III. Quartal direkt beobachtete Menge, nämlich 1430 zur Deckung der Energieausgaben nötig gewesen sei und eine entsprechende Menge an Nahrungsstoffen zersetzt worden sei, so wären im Herbst Nahrungsstoffe entsprechend 110 Calorien (nämlich 1640—1530) und im Frühling Nahrungsstoffe entsprechend 50 Calorien (nämlich 1580 — 1530) zusammen also eine 160 Calorien entsprechende Menge von Nahrungsstoffen der Zersetzung entgangen. Berücksichtigt man das Wachstum der Kinder nicht, sondern nimmt man an, dass der Körper nach Ablauf der 12 Monate von gleicher Beschaffenheit gewesen sei, wie zu Beginn derselben, so hätten im Winter 1460 Calorien aus zugeführter Nahrung und 160 Calorien aus Körpersubstanz (welche im Herbst und Frühling aufgespeichert wurde) entstehen müssen, die mittlern 24stündigen Energieausgaben hätten also in Wirklichkeit betragen:

I. Quartal	II. Quartal	III. Quartal	IV. Quartal	Jahresmittel
1460 + 160 = 1620	1530	1430	1530	1530

Diese Zahlen verändern sich nicht wesentlich, wenn man das Wachstum berücksichtigt. Denn dasselbe beträgt vom 2. Jahre bis zum Ende der Entwicklung, in welchen Zeitraum die zur Berechnung benützten 524 Versuchstage fallen, nur 8—9 gr im Tag = 8—9 Calorien, um welche also die Energieausgaben des Winters zu vermindern wären.

Die Ausscheidungen verteilten sich auf die Jahreszeiten wie folgt:

Tabelle XLIX, Beobachtungstage wie in Tabelle XLVIII.

Zeit	Gesamt-ausscheidung	Urin	persp. insens.	Kot	Kotfixa	Harnstoff nach Hüfner	Gesamt-N des Urins	N des Kotes
I. Quartal	1614	889	652	73	16	17,0	8,86	1,13
II. Quartal	1715	910	735	69	16	19,2	10,00	1,13
III. Quartal	1760	922	761	77	16	18,3	9,53	1,13
IV. Quartal	1851	1047	718	86	20	18,4	9,55	1,44
Jahresmittel	1735	942	717	76	17	18,2	9,48	1,21

Die Gesamtausscheidung, die Urinmenge, die Gesamtzufuhr und die Zufuhr an Wasser gehen ungefähr paralell, indem alle 4 Grössen vom I. bis zum IV. Quartal ununterbrochen ansteigen. Die perspiratio insensibilis lässt den erwarteten Einfluss der Lufttemperatur erkennen, sie ist im Sommer am grössten, im Winter am kleinsten, in den beiden andern Quartalen von mittlerer Grösse.

Es ist noch von Interesse, die täglichen Gewichtsveränderungen und die Stickstoffbilanz in den einzelnen Quartalen zu ermitteln.

Tabelle L.

	Gesamt-zufuhr	Gesamt-ausfuhr	Gewichts-unter-schied	Nzufuhr	Nausfuhr	Ndifferenz
I. Quartal	1595	1614	— 19	10,23	9,99	+ 0,24
II. Quartal	1726	1715	+ 11	11,17	11,13	+ 0,04
III. Quartal	1734	1760	— 26	10,41	10,66	— 0,25
IV. Quartal	1837	1851	— 14	11,33	10,99	+ 0,34
Jahresmittel	1723	1735	— 12	10,78	10,69	+ 0,09

Die Nzufuhr ist berechnet, indem die Eiweisswerte der Tabelle XLVIII mit 6,25 dividiert wurden. — Die Differenzen sind nicht ganz nach Erwartung ausgefallen, indem sich für das IV. Quartal und für das Jahresmittel ein Verlust an Körpergewicht statt eines Gewinnes an solchem ergeben hat. Dies beweist nur, dass die Zahl der Versuchspersonen (5) und Versuchstage nicht gross genug war, um alle Zufälligkeiten auszugleichen. Ich hätte es in der Hand gehabt, durch kleine Nachhilfen vor Beendigung der einzelnen Versuchsreihen (z. B. Trinken von etwas Wasser oder Milch) die Bilanzen zwischen Zufuhr und Ausfuhr immer positiv zu machen, aber ich enthielt mich absichtlich jeden Eingriffes. Die Stickstoffbilanz für das ganze Jahr, welche natürlich von Zufälligkeiten weit weniger abhängig ist als die Gewichtsbilanz, ist positiv und lässt einen 24-stündigen Ansatz von etwas mehr als 1 gr wasserfreier organischer Substanz (im Mittel aller 524 Versuchstage) erwarten.

Einem täglichen Anwuchs von 8 gr, von welchem oben die Rede war, entsprechen allerdings etwa 2,5 wasserfreie organische Fixa, also doppelt so viel als ich hier berechnet habe. Aber in meine 524 Versuchstage gehen eine Anzahl von Versuchsreihen bei den ausgewachsenen Mädchen ein, und zum Teil solche, in welchen sie sich notorisch ungenügend ernährt haben, so dass sich das oben ermittelte Resultat ohne Annahme von Versuchsfehlern rechtfertigen lässt.

Ich habe für die Untersuchung bisher nur diejenigen Versuchstage verwendet, an welchen sämtliche Funktionen beobachtet und namentlich auch die Nahrung analysiert worden war. Die Aus-

scheidung an Harnstoff nach Hüfner ist an viel mehr Tagen beobachtet worden und verlief wie folgt:

24stündiger Hüfner-Harnstoff

I. Quartal	II. Quartal	III. Quartal	IV. Quartal
220 Beobachtungstage	156 Tage	172 Tage	192 Tage
16,2 gr.	17,8 gr.	17,9 gr.	16,3 gr.

Die Gesamtnahrung, zum Teil allerdings nicht analysiert, betrug wie folgt:

I. Quartal	II. Quartal	III. Quartal	IV. Quartal
200 Beobachtungstage	132 Tage	172 Tage	140 Tage
1514 gr.	1675 gr.	1732 gr.	1804 gr.

Ich ziehe aus den Haupttabellen den Schluss — und finde
denselben durch die eben gegebenen kleinen Tabellen unterstützt —
dass die Stickstoffausscheidung durch den Urin im allgemeinen der
Stickstoffzufuhr parallel geht, nur nicht im IV. Quartal, also im
Herbst. Hier findet Aufspeicherung von Stickstoff im Körper statt.

Man wird nach diesen Befunden auch dem physiologischen
Gang der Nahrungsaufnahme (welche man als einen physiologischen
Atavismus bezeichnen kann) eine gewisse Stelle unter den Momenten
einräumen müssen, welche die Gewichtsveränderungen des Körpers
im Wechsel der Jahreszeiten hervorbringen.

2. Abhängigkeit der Stoffwechselvorgänge von der Tageszeit.

Nachdem über die Verteilung der Nahrungszufuhr auf die
einzelnen Mahlzeiten und damit auf die Tageszeiten bereits auf
Seite 68 berichtet ist, habe ich noch die Ausscheidungen
für Tag und Nacht gesondert anzugeben. Unter Tag verstehe ich
die Zeit, welche die Kinder ausser Bett, unter Nacht die Zeit, welche
die Kinder im Bett zubrachten. Der Tag begann um 8 Uhr bei
den jüngern Kindern und im Winter, um 6 oder 7 Uhr bei den
ältern Kindern und im Sommer; im allgemeinen kann man 8 Uhr
bei den jüngern Kindern (bis zum 10. Jahr) von da ab 7 Uhr als
Beginn des Tages rechnen. Während des Tages kann noch unter-

schieden werden zwischen der Zeit grösserer Bewegung und der Zeit relativer Ruhe, letztere nämlich zwischen 12 und 12½ oder 1 Uhr, als die Kinder beim Mittagessen sassen, und von 6 oder 7 Uhr abends bis zum Bettgehen, als die Kinder beim Abendessen oder nach demselben am Tisch sassen, erstere an den übrigen Tagesstunden.

Tabelle LI.

Mädchen

Alter			2.—4. Jahr	5.—7.	8.—10.	11.—14.	15.—18.	21.—24.
Dauer des Tages			12,8	13,2	13,6	13,9	14,8	15,2
Dauer der Nacht			11,2	10,8	10,4	10,1	9,2	8,8
Urin	Tag	mittlere stündliche Menge	34,7	39,1	46,8	42,8	39,4	52,5
		spezif. Gewicht	1017	1018	1016	1018	1020	1016
		mittlere Zahl d. Entleerungen	6,5	5,2	4,4	3,7	3,0	3,2
	Nacht	mittlere stündliche Menge	21,5	23,1	30,0	35,5	37,6	35,2
		spezif. Gewicht	1018	1019	1018	1017	1019	1019
		mittlere Zahl d. Entleerungen	2,8	1,7	1,5	1,5	1,2	1,1
perspir. ins.		Tag, mittlere stündliche Menge	19,3	25,7	25,2	30,5	31,8	35,0
		Nacht, mittlere stündliche Menge	13,7	16,7	19,0	23,0	23,0	25,0
		für eine Tag-Stunde Bewegung	—	—	25,5	33	33	36
		für eine Tag-Stunde Ruhe	—	—	13,5	23	28	31

Knabe (Alter wie früher)

Dauer des Tages				12,7	13,8	13,8	14,7	15,0
Dauer der Nacht				11,3	10,2	10,2	9,3	9,0
Urin	Tag	mittlere stündliche Menge		36,5	49,0	49,3	38	49
		spezif. Gewicht		1018	1018	1020	1028	1023
		mittlere Zahl der Entleerungen		5,0	5,1	3,0	2,0	2,7
	Nacht	mittlere stündliche Menge		26,0	26,3	35,0	30	34
		spezif. Gewicht		1020	1022	1022	1029	1027
		mittlere Zahl der Entleerungen		2	1	1	1	1
perspir. ins.		Tag, mittlere stündliche Menge		33	30	39,8	74	63
		Nacht, mittlere stündliche Menge		20	22,5	26,4	40	35
		für eine Tag-Stunde Bewegung		—	—	44	80	67
		für eine Tag-Stunde Ruhe		—	—	23,9	59	49

Setzt man die mittleren stündlichen Mengen, berechnet aus der 24stündigen Periode = 100, so sind die stündlichen Mengen für den Tag und für die Nacht wie folgt:

Tabelle LII.

Mädchen

		2.—4. Jahr	5.—7.	8.—10.	11.—14.	15.—18.	21.—24.	Mittel aller Alter
Urin	Tag	124	126	122	110	102	120	117
	Nacht	76	74	78	90	98	80	83
persp. insens.	Tag	116	120	114	114	116	116	116
	Nacht	84	80	86	86	84	84	84
	Bewegung	—	—	116	124	120	120	120
	Ruhe	—	—	62	86	102	104	88

Knabe

		5. u. 6.	7.—10.	11.—14.	15. u. 16.	17. u. 18.	Mittel aller Alter
Urin	Tag	118	130	118	112	118	119
	Nacht	82	70	82	88	82	81
persp. insens.	Tag	124	114	120	130	128	123
	Nacht	76	86	80	70	72	77
	Bewegung	—	—	134	140	138	137
	Ruhe	—	—	72	104	100	92

Ueber die Tageszeit, in welcher die Kotentleerungen stattfanden, ist folgendes zu berichten: In 387 Versuchstagen wurde einmal im Tage Kot ausgeschieden, davon 130mal vormittags = 34 % der Fälle, 238mal nachmittags = 61 %, 19mal nachts = 5%. An 103 Versuchstagen wurde 2mal oder noch öfter Kot ausgeschieden, davon fielen 36 Fälle auf den Vormittag = 35 %, 47 Fälle auf den Nachmittag = 45 %, 20 Fälle auf die Nacht = 20 %. Die Entleerungen nachmittags fielen meist auf die nächsten Stunden nach dem Mittagessen, was wohl der Anregung der Peristaltik durch die Nahrungsaufnahme zuzuschreiben ist.

Ein Unterschied im Alter war insofern zu bemerken, als bei den jüngsten Kindern die Zahl der täglichen Entleerungen grösser und die Verteilung auf die Tageszeiten etwas gleichmässiger war und letzteres war auch bei den ältesten Kindern zu beobachten. Doch ist der Unterschied in der Verteilung gegenüber dem eben angeführten allgemeinen Mittel nicht gross. Es kamen nämlich bei den jüngsten Kindern von 100 Entleerungen 42 auf den Vormittag, 53 auf den Nachmittag und 5 auf die Nacht; bei den ältesten Kindern 44 auf den Vormittag, 53 auf den Nachmittag und 3 auf die Nacht.

Die Kohlensäureproduktion des schlafenden, nüchternen, verdauenden Kindes verhält sich nach Scharling wie 1 : 1,04 : 1,60.

Von Grösse und Verteilung der Nahrungszufuhr und der Ausscheidungen auf die Tageszeiten hängt Grösse und Gang der **täglichen Gewichtsschwankungen** ab. Solche für die verschiedenen Altersklassen zu verfolgen, wäre nach den bisherigen Angaben wohl möglich, ich begnüge mich damit, für den Säugling und den Jüngling im 17. Lebensjahr die Rechnungen hier beispielshalber auszuführen.

Tabelle LIII, 24stündige Gewichtsschwankungen und ihre Ursachen, Jüngling im 17. Jahre.

Zeit u. Gewicht der Mahlzeiten	Ausscheidungen				Körper-Gewichte		
	Zeit	Urin	persp. insens	Kot	Summe	Zeit	vor der Mahlzeit	nach der Mahlzeit
8 Uhr morgens 270 gr	8—10 Uhr	80 g	140 gr	—	220 gr	gegen 8 Uhr morgens	52,800 Kilogr.	53,070 Kilogr.
10 Uhr vormitt. 170 gr	10–12 Uhr	80	140	—	220	gegen 10 Uhr	52,850	53,020
12 Uhr 700 gr	12 bis 3 Uhr	120	210	80	410	gegen 12 Uhr	52,800	53,500
3 Uhr nachm. 450 gr	3—7 Uhr	160	280	—	440	gegen 3 Uhr	53,090	53,540
7 Uhr abends 710 gr	7 abends bis 8 Uhr morgens	400	610	—	1010	gegen 7 Uhr abends	53,100	53,810
						8 Uhr morg.	52,800	

Tabelle LIV, 24stündige Gewichtsschwankungen eines Säuglings bei Muttermilch, 16. Lebenswoche.

Zeit u. Gewicht der Mahlzeiten	Ausscheidungen				Körper-Gewichte		
	Zeit	Urin	persp insens	Kot	Summe	Zeit	vor der Mahlzeit	nach der Mahlzeit
7 Uhr morgens 107 gr	7—10 Uhr	64 g	28 gr	—	92 gr	gegen 7 Uhr morgens	5200 gr	5307 gr
10 Uhr vormitt. 107 gr	10—1 Uhr	65	28	—	93	10 Uhr	5215 gr	5322 gr
1 Uhr nachm. 107 gr	1—4 Uhr	64	28	—	92	1 Uhr	5229 gr	5336 gr
4 Uhr nachm. 107 gr	4—7 Uhr	65	28	3	96	4 Uhr	5244 gr	5351 gr
7 Uhr abends 169 gr	7—2 Uhr	151	66	—	217	7 Uhr abends	5255 gr	5424 gr
2 Uhr nachts 169 gr	2 Uhr nachts bis 7 Uhr morgens	108	47	2	157	2 Uhr nachts	5207 gr	5376 gr
						7 Uhr morgens	5219 gr	—

Die Werte der Tabelle LIII sind Jahresmittel meines Sohnes.
Die Werte der Tabelle LIV habe ich bei meinem jüngsten Kinde beobachtet, die Darstellung ist halbschematisch; selbstverständlich sind
die einzelnen Mahlzeiten etc. nicht genau gleich. Dagegen sind
die Gesamtmengen der Muttermilch, des Urins etc. für die 12 Tages-
und Nachtstunden die wirklich beobachteten. Die Tabelle ist als
Mittelwert von 6 Versuchstagen berechnet. — Auch die L ä n g e
der Kinder ändert sich in der 24stündigen Periode, die Schwankungen
betragen 2—3 cm, hängen aber bekanntlich nicht von Stoffwechsel-
vorgängen, sondern von der Art der Beschäftigung ab. Die Abnahme der Länge während des Tages, die Zunahme während der
Nacht geht in der Wirbelsäule vor sich und wird der verschiedenen
Pressung zugeschrieben, welche die Knorpel zwischen den Wirbel-
körpern erleiden.

3. Abhängigkeit der Stoffwechselvorgänge von der Individualität und von zufälligen Einflüssen.

Der Einfluss des Körpergewichtes und der Körperoberfläche,
der Erkrankungen ist bereits ausführlich besprochen, dem Einfluss
des Geschlechtes ist von vorn herein dadurch Rechnung getragen,
dass die Grösse der Funktionen für Knaben und Mädchen gesondert angegeben wurde. Die Individualität wird sich nun zunächst
noch dadurch geltend machen, dass besonders kräftige und beweg-
liche Mädchen ungefähr die absoluten Werte meines Knaben erreichen, denn meine Mädchen sind zwar vollkommen gesund, aber
doch von zierlichem Körperbau und nur auf eine Muskelthätigkeit
besonders eingeübt, nämlich auf Fussmärsche. Bei schwächlichen
Knaben dagegen wird man eher Werte beobachten, wie bei meinen
Mädchen. Ausser diesen Einflüssen allgemeiner Natur sind bei
einigen meiner Kinder noch feinere Unterschiede des Körperbaues
hervorgetreten. Setzt man die Gesamtausscheidung = 100, so
kamen auf die Einzelausscheidungen folgende Werte:

Tabelle LV.

		8—10 Jahre	11—14	15—18	21 und darüber	Mittel sämtlicher Altersstufen
Mädchen Nr. II	Urin	63	64	63	61	63
	perspir. insensib.	32	32	34	36	33
	Kot	5	4	3	3	4
Mädchen Nr. I	Urin	63	58	56	55	58
	perspir. insensib.	31	36	39	39	36
	Kot	6	6	5	6	6
Mittel sämtlicher Mädchen	Urin	61	55	56	57	57
	perspir. insensib.	35	40	40	38	38
	Kot	4	5	4	5	4

Die Ausnützung der Nahrung im Darm ist im Mittel aller Versuche bei Nr. II 4,7 %, bei Nr. I 5,2 %, bei sämtlichen Mädchen 4,7 %. Auf 100 Wasser der Zufuhr kommt bei Nr. II 770 Urin; bei Nr. I 720 Urin, bei sämtlichen Mädchen 720 Urin. Nr. II hat, so viel ich sehe, von meinen Mädchen am ehesten Anlage zu Korpulenz, ohne dass solche bei der bedeutenden Arbeitsleistung derselben wirklich eingetreten wäre, denn ihr Gewicht schwankt, seit sie ausgewachsen ist, zwischen 45 und 50 Kilogramm; Nr. I dagegen bringt es trotz mancher Versuche in dieser Richtung nicht über ein Gewicht von 40 Kilogramm und schwankt zwischen 37 und 40 Kilogr.; bei gesteigerter Nahrungszufuhr tritt leicht Durchfall ein. Es ist dies das einzige meiner Kinder, welches wegen schwerer Puerperalerkrankung der Mutter nicht gesäugt wurde. — Wahrscheinlich ist bei Nr. II die Beschaffenheit der Oberfläche eine etwas andere, als bei den übrigen Kindern, weniger geeignet für Wasserverdunstung (und wohl auch für Wärmeabgabe). Ich wenigstens halte für angemessener, dies anzunehmen als einen ungewöhnlichen Bau der Niere. Nach vorhandenen Photographien war Kind Nr. II schon mit ¼ Jahr und in den nächsten Jahren ungewöhnlich korpulent. Man hat also nach diesen Ergebnissen die Anlage zur Korpulenz, welche für viele Personen so lästig ist, zu suchen in guter Verdauungskraft und einer besondern Beschaffenheit der Körperoberfläche; die Korpulenz kommt zur Entwicklung,

9 *

wenn die Zufuhr an Nahrung oder Getränken oder beidem den jeweils notwendigen Bedarf überschreitet. Alle Entfettungskuren müssen demnach Entziehungskuren sein, derart dass die Menge der aus der Nahrung entstehenden Calorien kleiner ist als die Energieausgabe des Körpers. Eiweissverarmung kann, wie die ärztliche Erfahrung sowohl als exakte Stoffwechselversuche v. Noorden's lehren, vermieden werden durch reichliche Eiweisszufuhr und passende Gymnastik während der Entziehungskuren. Ungewöhnlich magere Personen dagegen leiden an schwachen Verdauungsorganen. Die oft erwähnten starken Esser, welche trotzdem mager bleiben, erweisen sich bei näherer Untersuchung als Menschen, welche sich im ganzen ungenügend oder wenigstens knapp ernähren, dagegen von einem einzigen Nahrungsstoff sehr viel zuführen. Diejenigen, welche ich bisher zu beobachten Gelegenheit hatte, assen übermässig viel Fleisch, sehr wenig Fett und Kohlenhydrate. Erwachsene, welche Fleisch und Fett geniessen so viel sie verdauen können, aber keine Kohlehydrate, führen nur etwa 1900 Calorien in 24 Stunden zu (anstatt 2400, dem mittlern Bedarf eines Mannes), da nur wenige Menschen auf die Dauer mehr als 150 gr Eiweiss und 150 gr Fett verdauen. Ausschliessliche Ernährung mit Fleisch und Fett wirkt daher bei Menschen mit mittlerer Thätigkeit fast immer als Entziehungskur, vollends bei angestrengter Thätigkeit wird es nur wenigen gelingen, bei dieser Art der Ernährung angesetztes Fett vor der Zersetzung zu schützen oder vollends Fett anzusetzen. —

Wie gross die Schwankungen der Stoffwechselgrössen unter dem Einfluss der zufälligen, nicht im einzelnen zu erkennenden und aufzuzeigenden Momente sind, habe ich unter Beihilfe von Herrn Dr. Komerell für 2 Versuchsjahre berechnet, nämlich für das vom Juli 1880 bis Mai 1881, als die Kinder 3—13 Jahre alt waren, und für das vom Januar 1891 bis März 1892, als die Kinder 15—24 Jahre alt waren und für 4 Funktionen: Gesamtzufuhr, Urin, Harnstoff und persp. insens.

Eine weitere Ausdehnung der Arbeit, welche ohnedem weitschweifig genug geworden ist, schien uns überflüssig, da sich zwi-

schen den jüngern und ältern Kindern keine erheblichen Unterschiede gezeigt haben. Leser welche ein besonderes Interesse an der
Frage haben, verweise ich auf meine Originalarbeiten, in welchen sie
reichliches Material für weitere Berechnungen finden werden.

Zum Verständnis der Berechnungen sei daran erinnert, dass in
einem Versuchsjahre auf jedes der 5 Kinder 24 Versuchstage, ein-
geteilt in 6 Gruppen von je 4 aufeinanderfolgenden Tagen, kommen.
Ich hatte demnach zunächst aus allen 24 Versuchstagen »Jahresmittel« zu bilden, ferner 6 Mittelwerte aus je 4 aufeinanderfolgenden Versuchstagen. Ich nenne diese letztere »Mittelwerte der 4tägi-
gen Versuchsreihen«. Um die Grösse der zufälligen Schwankungen
zu erforschen, war nun zu vergleichen:

1) mit dem Jahresmittel jeder der 6 Mittelwerte der 4tägigen
Versuchsreihen, ferner mit demselben der grösste und kleinste Wert,
welcher an einem der 24 Versuchstage des betreffenden Jahres beobachtet wurde, im folgenden 24stündiges Min. und Max. genannt.
Die Zahlen für d i e s e 24stündigen Min. und Max. sind in der Tabelle mit Zeigern versehen. Die Vergleichung geschah in der Art,
dass das Jahresmittel = 100 gesetzt und die andern Zahlen in die
entsprechenden Verhältniszahlen, also in P r o z e n t d e r J a h r e s-
m i t t e l, umgerechnet wurden.

2) Mit dem Mittelwerte einer jeden 4tägigen Versuchsreihe
wurde der kleinste und grösste 24stündige Wert verglichen, welcher
an einem der 4 zugehörigen Versuchstage beobachtet worden war,
diese 24stündigen Min. und Max. haben in der Tabelle keine Zeiger
und sind als Prozentwerte der Mittelwerte einer jeden 4tägigen Versuchsreihe berechnet.

Um alle Unsicherheit über die Art der Berechnung auszuschlies-
sen, gebe ich ein Beispiel derselben für Versuchsperson I, Alter
23 Jahre, Gesamtzufuhr: das Jahresmittel war 2048 gr; die Mittelwerte der 6 Versuchsreihen waren 1865 gr; 2142; 1919; 2310; 1944;
2109. Als geringste Zufuhr war an einem der 24 Versuchstage des
Jahres 1570 gr, als grösste an einem Tag 2585 gr beobachtet worden. Setzt man das Jahresmittel = 100, so erhält man für die Mittel-

werte der 6 Versuchsreihen die Verhältniszahlen 91; 104; 94 u. s. w. und für die 24stündigen Min. und Max. 77' und 126'.

Der Mittelwert der 1. Versuchsreihe war, wie bemerkt, 1865 gr; die kleinste Zufuhr an einem der 4 zugehörigen Tage war 1570, der grösste 2042 gr; setzt man den Wert 1865 = 100, so erhält man für die 24stündigen Min. und Max. dieser Versuchsreihe 84 u. 110 u. s. w.

In weitere Einzelheiten der, wie schon erwähnt, sehr umständlichen Berechnung ist nicht nötig einzugehen, ich kann also sogleich die Endresultate derselben geben.

Tabelle LVI, die Mittelwerte *) der 4tägigen Versuchsreihen verglichen mit den Jahresmitteln, Jahresmittel = 100.

Grösse der Abweichung vom Jahresmittel		zwisch. 60 und 70%	70 bis 80 %	80 bis 90	90 bis 100	100 bis 110	110 bis 120	120 bis 130	130 bis 140	140 bis 150
Zahl der abweichenden Mittelwerte	Gesamtzufuhr	—	—	8	25	20	5	2	—	—
	Urin	1	1	12	20	15	3	5	1	2
	Harnstoff	—	9	9	11	13	14	4	—	—
	p. ins.	—	1	6	25	21	4	3	—	—

Man hat anzunehmen, dass an und für sich die Abweichungen unter 100 so häufig sind als die über 100, sowie dass die Abweichungen vom Mittelwert um so häufiger sind, je kleiner sie sind. Letzteres trifft in der That zu und es fallen bei weitem die meisten Abweichungen in den verhältnismässig engen Rahmen 80 % unter bis 120 % über den Mittelwert. Dagegen ergiebt sich betreffend die Zahl der Abweichungen über und unter 100 folgendes Resultat:

	Zahl aller Fälle unter 100	Zahl aller Fälle über 100
Zufuhr	33	27
Urin	34	26
Harnstoff	29	31
p. insens.	32	28

also erheblich mehr Fälle unter 100. Ohne Zweifel hat man in die-

---

*) Die Gesamtzahl der Mittelwerte in Tabelle LVI beträgt für jede Funktion 60. Denn es sind 2 Versuchsjahre mit je 5 Kinder benützt; jedes Kind hat in einem Versuchsjahre 6 Mittelwerte für die Funktion geliefert.

sem Resultat nur das Spiel nicht genügend ausgeglichener Zufälle zu sehen.

Die geringsten Abweichungen vom Mittel zeigt hier, wie in allen folgenden Tabellen die Zufuhr, die grössten der Urin; bei der persp. insens. hatte ich grössere Abweichungen erwartet, als beobachtet wurden.

Tabelle LVII, 24stündige Minima und Maxima werden mit dem Jahresmittel verglichen, Jahresmittel = 100.

Grösse der Abweichung		zwischen 50 und 60 %	60 bis 70%	70 bis 80	80 bis 90	110 bis 120	120 bis 130	130 bis 140	140 bis 150	150 bis 160	160 bis 170	170 bis 180
Zahl der abweichenden Min. u. Max.	Zufuhr	—	—	8'	2'	1'	5'	3'	1'	—	—	—
	Urin	3'	3'	4'	—	—	—	2'	1'	6'	1'	—
	Harnstoff	—	5'	5'	—	—	2'	7'	1'	—	—	—
	p. insens.	1'	1'	6'	2'	1'	3'	3'	—	1'	1'	1'

Diese grössten und kleinsten Werte einzelner Versuchstage weichen also vom Jahresmittel nur ausnahmsweise um mehr als 50%, sei es darüber oder darunter, ab. Kleine Abweichungen zwischen 90 % und 100 %, und 100 % und 110 % sind gar nicht beobachtet worden. Auch in dieser Tabelle, wie in der vorhergehenden, hat der Urin sehr grosse Abweichungen, nicht minder aber auch, wenigstens in einzelnen Fällen, die persp. insensib.

Die 3 grössten Werte für Abweichung der persp. insens. mit 159 %; 168 %; 179 % wurden sämtlich bei dem Jüngling im 17. Lebensjahre beobachtet.

Tabelle LVIII, 24stündige Minima und Maxima werden mit den Mittelwerten der zugehörigen 4tägigen Versuchsreihen verglichen; diese Mittelwerte = 100.

Grösse der Abweichung		zwischen 60 und 70%	70 bis 80%	80 bis 90	90 bis 100	100 bis 110	110 bis 120	120 bis 130	130 bis 140	140 bis 150	150 bis 160
Zahl der abweichenden Min. u. Max.	Zufuhr	—	3	36	21	28	29	3	—	—	—
	Urin	3	16	29	12	13	25	20	1	—	1
	Harnstoff	—	1	17	42	38	21	—	1	—	—
	p. insens.	1	3	26	30	28	25	4	1	2	—

Auch hier fallen die meisten Abweichungen in den engen Rahmen von 80 % bis 120 % und nur beim Urin greifen sie nach beiden Seiten erheblich über denselben hinaus. Auffallend klein sind die Abweichungen beim Harnstoff und bei der persp. insens. Beim erstern wohl deshalb, weil die Zufuhr an den 4 aufeinanderfolgenden Versuchstagen, der chemischen Analyse halber, möglichst aus denselben Speisen bestand und deshalb der Eiweissgehalt der Zufuhr ungewöhnlich gleichmässig war; es entspricht also der Befund in der Tabelle wohl nicht ganz dem, was bei vollkommen freier Lebensweise eintreten würde.

Die geringen Abweichungen der persp. insens. sind meines Erachtens daraus zu erklären, dass Witterung und Beschäftigung an 4 aufeinanderfolgenden Tagen meist nicht sehr wechselt.

Tabelle LIX, Zusammenstellung der Abweichung nach Quartalen Jahresmittel = 100. Die Zahlen ohne Zeiger beziehen sich auf die Mittelwerte der 4tägigen Versuchsreihen, die Zahlen mit Zeigern auf 24stündige Min. und Max.

	Zufuhr		Urin		Harnstoff		p. insens.	
	Zahl der Abweichungen unter 100	Zahl der Abweichungen über 100	Abweich. unter 100	Abweich über 100	Abweich unter 100	Abweich. über 100	Abweich unter 100	Abweich über 100
1. Quartal	13	2	11	4	12	3	12	3
2. Quartal	12	8	12	8	4	16	6	14
3. Quartal	3	7	4	6	5	5	1	8
4. Quartal	5	10	7	8	8	7	13	2
1. Quartal	3'	1'	3'	—	—	—	1'	1'
2. Quartal	2'	1'	—	1'	—	4'	—	4'
3. Quartal	—	—	—	4'	—	1'	—	—
4. Quartal	—	3'	2'	—	5'	—	5'	—

Man sieht vor allem bei der Zufuhr, dass die Abweichungen unter 100 und die Min. besonders häufig auf das I. Quartal, die über 100 und die Max. besonders häufig auf das 4. Quartal fallen und es findet sich hier, bei nur 2 Versuchsjahren und bei kleinen Unterabteilungen, bestätigt was in Tabelle XLVIII bezüglich des

Einflusses der Jahreszeiten als Endergebnis a l l e r Versuche hervor-
trat. Aber auch bei den übrigen 3 Funktionen sind die Tabellen
LIX und XLIX in schöner Uebereinstimmung. — Der Umstand,
dass die Versuchsreihen nicht gleichmässig über die Quartale verteilt sind, mag wohl dazu beigetragen haben, dass in Tabelle LVI
die Verteilung der Fälle in Abteilungen über 100 und unter 100 zu
wünschen übrig liess.

Nachtrag und Anmerkungen.

1. Wachstum im 1. Lebensjahre, Zahnentwicklung.

Infolge eines Aufrufes, welchen Biedert und ich im Namen der Gesellschaft für Kinderheilkunde erlassen haben, sind neuerdings zahlreiche Wägungstabellen bei mir eingegangen, mit deren Bearbeitung ich zwar nicht ganz fertig geworden bin, doch soweit dass die wichtigsten Resultate hier schon mitgeteilt werden können. — Zu den 57 F r a u e n m i l c h k i n d e r n , welche zur Berechnung der Tabellen I und II Seite 3 gedient haben, sind 40 neue gekommen, so dass im ganzen 97 Beobachtungen von solchen Kindern zu Gebot stehen, welche ein Geburtsgewicht von 2750 gr und darüber hatten und mindestens 8 Wochen ausschliesslich mit Frauenmilch genährt wurden. Die Resultate sind folgende:

Tabelle LX, Gewichte in gr.

bei der Geburt	am Ende der Wochen														
	1	2	4	8	12	16	20	24	28	32	36	40	41	48	52
3450	3410	3550	3980	4810	5530	6220	6800	7310	7740	8170	8630	8880	9220	9510	9880

Tabelle LXI, tägliche Gewichtszunahme in gr.

in der 1.-2. Woche	2.-4	4.-8.	8.-12.	12.-16	16.-20.	20.-24.	24.-28.	28.-32.	32.-36.	36.-40	40.-52.
20	31	29	26	24	21	18	15	15	16	9	12

Vergleicht man diese neuen Resultate mit den in Tabelle I und II mitgeteilten, so zeigt sich, dass die neuen Körpergewichte meist etwas grösser sind, dass aber der Gang des Wachstums derselbe geblieben ist: von der 2. bis zur 28. Woche nimmt die Fähigkeit des Körpers, neue Substanz anzusetzen, in gleicher Zeit um gleichviel ab und zwar wird der Ansatz in je 28 Tagen durchschnittlich um 2,3 gr kleiner, sowohl nach Tabelle II als nach Tabelle LXI. Von der Geburt bis zum Ende der 2ten Woche verschleiern die wohlbekannten Störungen den regelmässigen Gang des Wachstums *), von der 28. Woche bis zum Ende des ersten Lebensjahres sind ebenfalls Störungen nachzuweisen, auch ist die Statistik für diese Periode noch mangelhaft, da bei vielen Kindern die Wägungen früher abschliessen oder wenigstens sehr spärlich werden.

Für k ü n s t l i c h E r n ä h r t e mit Geburtsgewicht von 2750 gr und darüber und einer durch Krankheiten nicht gestörten Entwicklung waren früher (Tabelle XXII und XXIII auf Seite 54) 31 Fälle verfügbar, hiezu sind 28 neue gekommen und es sind demnach die folgenden Tabellen aus 59 Fällen berechnet. Freilich sind auch hier die Wägungen in der 2ten Hälfte des ersten Lebensjahres sehr spärlich.

Tabelle LXII, Gewichte in gr.

bei der Geburt	Ende der Wochen												
	1	2	4	8	12	16	20	24	28	32	36	40	44	48	52
3370	3360	3390	3690	4280	4880	5510	6200	6830	7200	7650	8090	8340	8750	8940	9350

Tabelle LXIII, tägliche Gewichtszunahme in gr.

in der 1.-2. Woche	2.-4.	4.-8.	8.-12.	12.-16.	16.-20.	20.-24	24.-28.	28.-32.	32.-36.	36.-40.	40 -52.
4	21	21	22	22	25	22	13	16	16	9	12

Vergleicht man diese neuen Resultate mit den S. 54 mitgeteilten, so ist ein wesentlicher Unterschied wahrzunehmen. Die Hemmung im Wachstum, welche die Kinder in den ersten Wochen und Monaten durch die unvorteilhafte Nahrung erlitten haben, wird in den neuen Tabellen f r ü h e r wieder hereingebracht, als in den alten. Am deutlichsten tritt die Erscheinung natürlich hervor, wenn

---

*) Nimmt man, bei einem mittleren Gewichtsverlust von 200 gr in den ersten Tagen. für Ende des 4ten Tages als Mittelgewicht der Kinder von obiger Tabelle 3250 gr an, so war ihr Zuwachs vom 4.—14. Tag 300 gr, also 30 gr im Tag.

man die neuen Fälle besonders berechnet und den alten gegenübergestellt, wie in folgender Tabelle geschehen ist.

Körpergewichte in gr.

	bei der Geburt	am Ende der Wochen												
		1	2	4	8	12	16	20	24	28	32	36	40	52
neue	3470	3390	3500	3810	4430	5090	5800	6550	7180	7650	8140	8600	8880	9710
alte	3220	3310	3270	3570	4130	4710	5240	5820	6410	6790	7370	7660	7770	9950
Differenz	250	80	330	240	300	380	560	730	770	860	770	940	1110	-240

Die neu zur Statistik hinzugekommenen Fälle stammen fast ausschliesslich aus neuer Zeit, die frühern Beobachtungen sind vor 10—20 Jahren gemacht, und man darf die eingetretene Veränderung wohl den verbesserten Methoden der Kinderernährung zuschreiben. Ohne Zweifel gelingt es, in kommenden Jahren, noch bessere Erfolge zu erzielen.

Von den Frauenmilchkindern kann ich 40 K n a b e n und 40 M ä d c h e n einander gegenüberstellen, mit folgendem Resultate:

Tabelle LXIV, Gewichte in gr.

	bei der Geb.	am Ende der Wochen													
		2	4	8	12	16	20	24	28	32	36	40	44	48	52
Knab.	3530	3690	4200	5140	5910	6650	7200	7700	8180	8550	9010	9210	9640	9970	10370
Mädch.	3240	3420	3730	4510	5170	5780	6430	6830	7300	7750	8050	8340	8590	8800	9610
Diff.	290	270	420	630	770	870	770	870	880	800	960	870	1050	1170	760

Endlich fanden sich bei einzelnen der Kinder, von welchen mir Wägungsresultate zugekommen sind, auch Angaben über den Ausbruch der Zähne, welche ich in einer kleinen Tabelle zusammenstelle:

Tabelle LXV.

Zeit des Zahnausbruchs	19. u. 20. Woche	21. 22. 23. 24. 25. Woche	26.-30.	31.-35.	36.-40.	41.-45.	46.-50.	50.—52.
Zahl d. durchgebroch Zähne	6	12	21	26	21	33	16	9

Die Angaben stammen von 31 Kindern und sind, wie mir scheint, nicht ganz vollständig, indem manche Eltern zwar den Ausbruch der 2—3 ersten Zähne notierten, den Ausbruch der spätern vielleicht nicht mehr ganz genau. Bis zur 35. Woche ist die Tabelle aber jedenfalls richtig.

2. Chemische Zusammensetzung der Frauenmilch und der Eiweissbedarf des Säuglings.

I. Nach einer auf der Naturforscherversammlung zu Wien (1894) gemachten Mitteilung hat W r o b l e s k i unter Leitung D r e c h s e l ' s die Eiweisskörper der Frauenmilch untersucht. Er fand, dass sich das Casein derselben Reagentien und Verdauungssäften gegenüber anders verhielt als das Casein der Kuhmilch (womit er die Entdeckungen Biedert's bestätigte) und konnte an reinem Casein der Frauenmilch Elementaranalysen vornehmen, woran es bisher fehlte. Darnach enthalten 100 aschefreie Teile:

C	H	N	O	P	S
52,2	7,3	15,0	23,7	0,7	1,1

Man muss demnach, um bei Frauenmilchanalysen von Stickstoff auf Eiweiss zu rechnen, den Nwert mit 6,7, bei umgekehrtem Verfahren den Eiweisswert mit $\frac{1}{6,7}$ multiplizieren.

Die Zusammensetzung des Kuhmilchcasein wird von Hammersten (auf 100 aschefreie Teile) angegeben wie folgt:

C	H	N	O	P	S
53,6	7,1	15,7	22,0	0,8	0,8

II. In einem auf dem VIII. internationalen Hygienekongress zu Pest (1894) gehaltenen Vortrage, welcher in Nr. 37 und 38 der Berl. klin. Wochenschrift 1894 abgedruckt ist, erwähnt H e u b n e r , dass Prof. H o f m a n n in Leipzig sehr zahlreiche, durch Monate an denselben Frauen fortgesetzte Versuche über die Zusammensetzung der Milch angestellt habe (welche noch nicht veröffentlicht sind) »danach besitzt die Frauenmilch etwa von der 3. Woche nach der Entbindung an Monate lang eine sehr beständige Zusammensetzung, welche in geringen Grenzen um folgende Werte schwankt:

Eiweiss 1,03; Fett 4,07; Zucker 7,03; Asche 0,21.«

Diese Angaben stehen in starkem Widerspruch mit allen bisherigen Analysen, sowohl mit denen von E. Pfeiffer, als mit den bei König gesammelten, welche beide der Frauenmilch einen mittleren Eiweissgehalt von 2—2,3 % zuschreiben.

Ich kann mir denken, dass mancher Leser des erwähnten Vortrags in eine gewisse Beunruhigung geraten ist. Für die Kinderheilkunde ist es in der That nicht gleichgültig, ob der tägliche Eiweissbedarf eines Säuglings z. B. in der 4ten Woche 6 gr oder 13 gr ist; was die Physiologie betrifft, so habe ich selbst auf Seite 6—8 auseinandergesetzt, wie wichtig die Ermittlung der Nahrung und ihrer Bestandteile gerade im Säuglingsalter ist und eine ganze Anzahl meiner Tabellen stützen sich auf die Milchanalysen von Pfeiffer. Eine eingehende Behandlung dieser Frage wird deshalb nicht überflüssig sein.

Um bei einem Frauenmilchkind die 24stündige Zufuhr an Nahrungsstoffen kennen zu lernen, sind 3 Aufgaben von sehr verschiedener Schwierigkeit zu lösen, nämlich:

1) Es ist die 24stündige Menge der getrunkenen Milch zu ermitteln, was nicht besonders schwierig, ja für das Durchschnittskind bereits mit genügender Sicherheit geschehen ist.

2) Milchproben sind zu analysieren. Auch dies bereitet heutzutage keine erheblichen Schwierigkeiten mehr und gibt es insbesondere zur Ermittlung der Eiweisskörper zuverlässige Methoden. Neben einigen Fällungsmethoden können namentlich auch die verschiedenen Methoden der Stickstoffbestimmung wegen ihrer Einfachheit und Sicherheit Anwendung finden und es sollten die Resultate der Fällungsmethoden allerdings häufiger, als bisher geschehen, durch die Stickstoffbestimmung kontroliert werden.

3) Es müssen Proben für die Analyse gesammelt werden derart, dass die Zusammensetzung der Probe und der 24stündigen Durchschnittsmilch gleich ist. Diese Aufgabe ist nur auf einem Wege zu lösen: man entzieht 5—6 mal im Laufe von 24 Stunden in angemessnen Pausen den Brüsten alle Milch, füttert das Kind mit Frauenmilch aus der Flasche, behält von jeder Mahlzeit

eine Probe zurück, mischt diese Proben schliesslich im richtigen Verhältnis und analysiert das Gemisch. Es ist E. Pfeiffer gelungen, bei einer Dame dies Verfahren während der ganzen Säugezeit durchzuführen, dies ist aber bisher der einzige Fall derart, welcher mir bekannt geworden ist. Sonst sind 2 Methoden zur Sammlung von Proben angewendet worden: 1) man entnahm bei jeder Mahlzeit der Brust eine kleine Menge Milch vor dem Säugen, in der Mitte des Säugens, nach dem Säugen und vermischte am Ende des Versuchstages sämtliche Proben. So verfuhr ich selbst bei meinem Kind. 2) Man entzog einige Stunden nach der letzten Mahlzeit des Kindes beiden Brüsten alle vorhandene Milch und benützte diese zur Analyse. So verfuhren Hähner und Pfeiffer in dem Fall, welcher in der Festschrift zu Henochs 70. Geburtstag mitgeteilt ist. Man kann ja darüber streiten, ob das 1. oder 2. Verfahren empfehlenswerter ist, soviel aber ist ganz gewiss, dass man weder bei dem einen noch bei dem andern irgend welche Sicherheit dafür hat, dass die analysierte Probe und die vom Kinde in 24 Stunden verzehrte Milch von gleicher Zusammensetzung sind.

Aber wenn auch die bisher erwähnten Aufgaben tadellos gelöst wären, so sind damit noch keineswegs alle Schwierigkeiten überwunden. Denn die Milch verschiedener Frauen ist von sehr verschiedener Zusammensetzung, die Milch einer und derselben Frau ändert sich unter dem Einfluss verschiedener, zum Teil zufälliger Ursachen und es ändert sich die durchschnittliche Beschaffenheit der Frauenmilch nach den Untersuchungen von Pfeiffer, welche man doch nicht ohne weiteres verwerfen kann, mit der Zeit, welche seit der Geburt verflossen ist. Demnach wäre notwendig, tadellos gesammelte Milchproben bei v i e l e n F r a u e n w ä h r e n d d e r g a n z e n S ä u g u n g s z e i t zu untersuchen. Man hat sich bei dieser Lage der Dinge bisher damit begnügt, aus den minder vollkommnen Untersuchungen der einzelnen Forscher Mittelwerte zu bilden und es werden die Untersuchungen Hofmanns in Zukunft bei der Berechnung neuer Mittelwerte ihre Stelle finden, schwerlich aber derart sein, dass sie a l l e b i s h e r g e w o n n e n e n R e s u l t a t e über den Haufen werfen. Die bisherigen Untersuchungen sind in 2 grossen Gruppen vereinigt, die eine die Untersuchungen von Pfeiffer, und von Mendes de Leon, bei welchen die seit der Geburt verflossene Zeit berücksichtigt ist; die andere die im Werke von König gesammelten Untersuchungen zahlreicher Forscher, bei welchen dies nicht der Fall ist. Beide geben, wie schon bemerkt, für den mittlern Gehalt der Frauenmilch wohl übereinstimmende Werte, nämlich 2,0 % bis 2,3 %.

Gegen eine Verallgemeinerung der von Heubner mitgeteilten Resultate Hofmanns sprechen aber noch andere, schwerwiegende Gründe. Ein Kind in der 4. Lebenswoche verzehrt nach Tabelle XIII S. 21 täglich ca. 600 gr Frauenmilch, sein 24stündiger Anwachs ist 30 gr. Nun kennt man zwar die Zusammensetzung dieses Anwachses bei Kindern nicht ganz genau, wohl aber ist dies (nach den S. 116 mitgeteilten Untersuchungen von Soxhlet) bei Kälbern der Fall. 100 Gewichtsteile Anwachs bestehen danach aus 18,2 Eiweiss = 2,9 N; aus 17,1 Fett; 3,5 Asche und 61,2 Wasser. Man geht also jedenfalls nicht weit fehl, wenn man bei Kindern in der 4. Woche mit einem 24stündigen Ansatz von 6 gr Eiweiss rechnet. Auf 600 gr Milch kommen durchschnittlich 400 gr Urin. Wenn man dessen Ngehalt auch nur mit Cruse zu 0,15 % annimmt, so gibt dies 0,6 gr N in 24 Stunden. Dazu 0,1 gr N im 24stündigen Kot gibt eine Gesamtausscheidung von 0,7 gr N in Urin und Kot. 0,7 N entsprechen 4,7 gr Eiweiss der Frauenmilch (0,7 × 6,7 = 4,7). Danach wäre der 24stündige Eiweissbedarf eines Säuglings in diesem Alter ca. 11 gr, nicht aber 6,2 gr, wie nach den Angaben Hofmanns sein müsste. Es ist Grund vorhanden, den Eiweissbedarf noch etwas höher zu schätzen. Nach Soxhlet vermag das Kalb zur Zeit seines stärksten Wachstums von zugeführtem Eiweiss und Fett ²/₃ im Körper aufzuspeichern, ¹/₃ nur wird zersetzt. Wenn das Kind in dieser Beziehung ebensoviel leisten könnte, so müsste bei einem täglichen Eiweissansatz von 6 gr jedenfalls 3 gr Eiweiss zersetzt werden, wonach sein Eiweissbedarf immerhin noch 9 gr im Tag wäre. Nun verzehrt aber das Kind, um 1 gr anzusetzen, 20 gr Milch, das Kalb nur 7 gr Milch (beide in der Zeit des stärksten Wachstums) und es

ist deshalb unwahrscheinlich, dass das Kind im Stande ist, vom zugeführten Eiweiss auch nur annähernd so viel der Zersetzung
zu entziehen wie das Kalb. Ich halte einen Eiweissbedarf von 13 gr
in 24 Stunden, wie er nach den Analysen von Pfeiffer zu berechnen
ist, für das 4wöchentliche Kind für weit wahrscheinlicher als einen
solchen von ca. 10 gr, und ich würde es für höchst gewagt halten,
wenn Kinderärzte versuchen wollten, ein Kind in der 4. Woche nach
Hofmann mit 6 gr Eiweiss täglich zu ernähren, selbst wenn sie durch
vermehrte Zufuhr von Fett und Zucker den Energiebedarf vollkommen decken würden (siehe hiezu S. 104).

3. Dauer der Mahlzeiten bei dem Säugling.

Es ist mir früher entgangen, dass Untersuchungen hierüber auch
von Uffelmann angestellt worden sind. Derselbe gibt als mittlere
Dauer einer Mahlzeit 20 Minuten an. Wenn der Säugling inmitten
des Saugens eine kurze Weile aussetze, was auch nach meiner Erfahrung häufig vorkommt, betrage die Dauer des Saugens bis zu
35 Minuten. Wie alt die Säuglinge Uffelmanns waren, finde ich
nicht angegeben.

4. Abnorm geringe Nahrungszufuhr der Mädchen im Alter von 15—18 Jahren.

Dr. Meinert in Dresden hat auf der Naturforscherversammlung in Nürnberg (1893) Beobachtungen mitgeteilt, nach welchen die
Bleichsucht und die damit verbundenen Ernährungsstörungen junger
Mädchen im wesentlichen durch die weibliche Kleidung, respektive
durch die von ihr verursachte Lageveränderung der Bauchorgane
und besonders des Magens, herbeigeführt werden. Allerdings be-
gegnete er einigem Widerspruch.

Meine Mädchen haben nun auch etwa im 14. Lebensjahre begonnen, die übliche Kleidung zu tragen, indes entsprechend unsern
einfachen ländlichen Verhältnissen das Schnüren nur in sehr be-

scheidenem Masse in Anwendung gebracht. Bleichsüchtig waren dieselben nie, überhaupt bemerkte ich in den betreffenden Jahren keine Gesundheitsstörung, sondern habe erst nachträglich durch die Berechnung von ihrer abnorm geringen Nahrungszufuhr Kenntnis erhalten.

5. Die Abfuhr der im Uebermass entstehenden Wärme.

Es war S. 96 davon die Rede, dass bei Muskelarbeit oder Verdauungsarbeit häufig mehr potentielle Energie in Bewegungsenergie übergeführt werde, als der nicht arbeitende Körper bei der gegebenen Lufttemperatur und Luftfeuchtigkeit zum Ersatz der Energieverluste nötig hätte, welche er durch Wärmestrahlung und Wasserverdampfung erleide. Ich habe mich damals darauf beschränkt anzuführen, dass die im Uebermass erzeugte Wärme aus dem Körper wieder entfernt werden müsse. Wie dies geschieht, wollte ich nicht im Einzelnen ausführen, um den Leser vom eigentlichen Ziel der Erörterung nicht allzuweit abzulenken und ziehe vor, dies hier nachzuholen.

Es sei zunächst bemerkt, dass unter gewissen Umständen die Kohlensäureproduktion oder die Sauerstoffaufnahme ein sicheres Mass für die Menge der entstehenden Bewegungsenergie abgeben können, dann nämlich, wenn die verbrennenden Stoffe in konstantem Verhältnis stehen*). Dies trifft beim hungernden Tiere bezüglich der Eiweiss- und Fettzersetzung bekanntlich nicht selten zu.

Rubner hat nun hungernde ruhende Meerschweine in einer

---

*) Zum bessern Verständnis der Frage möge folgende kleine Tabelle dienen, welche ergiebt wie viel O verbraucht, wie viel CO_2 und Calor. geliefert werden bei der Verbrennung von 100 gr der aufgeführten Substanzen. (Kotverlust ist abgerechnet.)

| | Verbrauch an O | Produktion an | |
		CO_2	Calorien
Muskeleiweiss	134 gr	144 gr	405
Butterfett	340	331	1094
Stärke	118	163	412

(Pflüger's Archiv B. 49 S. 445.)

Glasglocke verschiedenen Lufttemperaturen ausgesetzt. Die Feuchtigkeit der Luft war nicht ganz konstant, immer aber war dafür ge-
sorgt, dass die Luft mit Wassergas nicht gesättigt war, sondern dass
sie die vom Tier ausgeschiedenen Mengen von Wassergas bequem
aufnehmen konnte. Die Resultate waren folgende:

Lufttemperatur	Temperatur des Tieres	CO_2 für ein Kilogr. Tier und eine Stunde berechnet
0_0	37,0	2,9
11^0	37,2	2,1
21^0	37,4	1,8
26^0	37,0	1,5
30^0	37,7	1,32
35^0	38,2	1,27
40^0	39,5	1,45

Ein zweiter Versuch verlief ganz ähnlich, nur trat schon zwischen 30^0 und 35^0 die Steigerung der CO_2produktion ein. Bei Versuchen an Hunden zeigte sich, dass Vermehrung oder Verminderung
der CO_2produktion schon eintritt, wenn sich die Temperatur der
Luft nur um 1^0 ändert. — Das erhaltene Resultat ist zwischen 0^0
und 30^0 leicht zu deuten. Man hat mit Rubner anzunehmen, dass
der Körper ähnlich wie ein Thermostat seine Temperatur dadurch
konstant erhält, dass er die Verbrennung unter Regulierung von
Seite des Nervensystems anfacht oder ermässigt. Die Vorgänge
zwischen 35^0 und 40^0 hat Rubner gar nicht, die zwischen 30^0 und
35^0 meines Erachtens nicht ganz richtig gedeutet. Ich fasse dieselben auf wie folgt: Zwischen 30^0 und 35^0 beginnt die Wärmestrahlung allmählich unwirksam zu werden und die Abfuhr der Bewegungsenergie fällt mehr und mehr der Wasserausscheidung allein
zu und geschieht schliesslich nur noch durch dieselbe. — Da die
H a u t weit mehr Wasser ausscheidet als die L u n g e, muss auch
unter diesen Umständen die Ausscheidung und Entstehung von Bewegungsenergie und die daran geknüpfte CO_2produktion der Grösse
der Körperoberfläche annähernd proportinal sein, was Rubner durch
besondere Versuche erwiesen hat. — Wenn die Wirkung der
Wärmestrahlung sehr klein geworden ist, findet die geringste Pro-

duktion von CO_2 statt, welche überhaupt möglich ist. Ihre Grösse ist dadurch bestimmt, dass die Arbeit des Herzens, des Respirationsapparates, des Nervensystems und der Nieren auch unter den gegebenen Versuchsbedingungen nicht aufhört und dass auch in den ruhenden Organen, also z. B. der Muskulatur und den grossen Verdauungsdrüsen Verbrennungsprozesse wenn auch in mässigem Grade weiter gehen, was dadurch bewiesen wird, dass auch beim ruhenden Organ die Umwandlung des arteriellen in venöses Blut erfolgt.

Findet schliesslich gar keine Wärmestrahlung mehr statt, so steigt die Körpertemperatur (was bekanntlich ohne Lebensgefahr nur in sehr beschränktem Masse möglich ist) und es steigt die Produktion von Kohlensäure; d. h. der Körper beginnt nunmehr A r beit zu verrichten, welche nur dem Zwecke dienen kann forcierte Wasserausscheidung und dadurch Entfernung des Gefahr drohenden Wärmeüberschusses herbeizuführen. Diese Arbeit ist ausser an Vermehrung der gebildeten CO_2 auch an vermehrter Puls- und Atemfrequenz und stärkerer Füllung der Hautgefässe zu erkennen. Dass sämtliche Vorgänge vom Nervensystem aus reguliert werden, brauche ich kaum zu erwähnen. — Rasche und energische Abkühlung durch kaltes Wasser wenden Tiere instinktiv an, wenn sie durch Wärmeanhäufung im Körper in Gefahr kommen und es dürfte dies auch bei drohendem »Hitzschlage« des Menschen (bei welchem die Körpertemperatur bis 42^0 steigt) die wichtigste Vorbeugungsmassregel sein.

Prüft man die Verhältnisse bei Muskelarbeit und Verdauungs- arbeit in Bezug auf Entfernung von übermässig gebildeter Wärme, so zeigt sich ein sehr bedeutender Unterschied. Bei ersterer ist der Abzug der Wärme durch die anatomischen Ver hältnisse sehr erleichtert. Wenn z. B. die Muskulatur der untern Extremität arbeitet und eine entsprechend vermehrte Blutmenge empfängt, wird der reichliche Blutzufluss ohne weiteres auch der Haut der Extremität zukommen, da die grossen Gefäss- stämme für sämtliche Bestandteile des Organs gemeinsam sind.

Und so verhält es sich mit den Skelettmuskeln im allgemeinen: ihre Lage ist verhältnismässig oberflächlich und dieselben arteriellen Hauptstämme versorgen die Muskeln und die angrenzenden Bezirke der Oberhaut.

Anders bei den Organen der Körperhöhlen, welche bei der Verdauungsarbeit in Thätigkeit treten. Sie liegen zentral und ihre Arterien versorgen keine Hautbezirke. Demnach wird bei Verdauungsarbeit häufiger und in stärkerem Masse besondere Arbeit zur Wegschaffung der im Uebermass erzeugten Wärme notwendig sein, als bei der Muskelarbeit. Man wird bei der Verdauungsarbeit häufig 3 Wärmequellen zu berücksichtigen haben. 1) Die Oxydationsprozesse in den ruhenden Organen, namentlich den Skelettmuskeln. 2) Die Oxydationsprozesse, welche der eigentlichen Verdauungsarbeit dienen. 3) Die Oxydationsprozesse, welche der Wärmeabfuhr dienen; diese letztern nicht nur von der Grösse der Verdauungsarbeit, sondern auch von Lufttemperatur und Luftfeuchtigkeit abhängig.

6. Litteraturverzeichnis.

Von grössern Werken über Stoffwechselphysiologie habe ich hauptsächlich folgende benutzt: König, Chemie der menschlichen Nahrungs- und Genussmittel; Munk und Uffelmann, Ernährung des gesunden und kranken Menschen; Voit, Physiologie des Gesamtstoffwechsels in Hermanns Handbuch der Physiologie; ferner die physiologischen Zeitschriften, namentlich das Archiv von Pflüger und die Zeitschrift für Biologie; endlich die Kindsphysiologie von Vierordt.

Von einzelnen Abhandlungen und Aufsätzen erwähne ich (soweit solche nicht schon im Text aufgeführt sind) folgende:

1) Ueber Muttermilch.

Das Kind von Ahlfeld in der Monographie: Ahlfeld über die Ernährung der Säuglinge an der Mutterbrust. Die 3 ersten Kinder von Hähner im Jahrbuch für Kinderheilkunde B. 15 u. 21; das 4te Kind in der Festschrift zu Henochs 70. Geburtstag. Ein

*

Kind von Pfeiffer, Berlin. klin. Wochenschrift 1883 Nr. 11; das 2te Kind, Jahrbuch für Kinderheilkunde 20. B. 4. Heft; das Kind Weigelins im mediz. Korrespondenzblatt des württemb. ärztl. Landesvereins B. 60 Nr. 30. Hier sind nur Wochenmittel angegeben, die Tagesmengen verdanke ich der Privatmitteilung Weigelins.

Endlich Dennecke, Archiv für Gynäkologie B. 15 Heft 3.

Die Muttermilchanalysen Pfeiffers im genannten Jahrbuch B. 20 Heft 4. Die neuen Analysen verdanke ich der Privatmitteilung, dieselben sind übrigens soviel mir bekannt, auf der Naturforscherversammlung zu Wien 1894 veröffentlicht worden.

2) Urin und Kot von Säuglingen.

Cruse im Jahrbuch B. 11.; Seemann, Virchow's Archiv B. 77; Uffelmann, Deutsches Archiv für klinische Medizin. B. 28.

3) Künstliche Ernährung der Säuglinge.

Biedert, die Kindernährung im Säuglingsalter; Escherich, Zur Reform der künstl. Säuglingsernährung. Wiener klin. Wochenschrift 1889.

4) Stoffwechsel älterer Kinder.

Hasse, Zeitschrift für Biologie B. 18; Uffelmann, Hygiene des Kindes (welches Werk mir übrigens im Original nicht zugänglich war); Schabanowa, Jahrbuch B. 14.

5) Verschiedenes.

Meeh, Oberflächenmessung des menschl. Körpers, Zeitschrift für Biologie B. 15. Ueber den Stoffwechsel des Saugkalbes: Crusius, Journal für prakt. Chemie B. 68. Kohlensäureausscheidung: Scharling, Annalen der Chemie B. 45; Forster, Handbuch der Hygiene B. 1. T. 1. Sauerstoffverbrauch bei Muskelarbeit, Kazenstein in Pflüger's Archiv B. 49. Wärmeproduktion nach Langlois Centralblatt für Physiologie 1887.

Ergänzung

und

Umrechnung einiger Tabellen

des II. Abschnittes, Abteilung 1 u. 2.

Vorbemerkung.

Als der Druck meines Buches über den Stoffwechsel des Kindes im Herbst 1894 beinahe vollendet war, erhielt ich Kunde von dem Vortrag Heubner's auf dem Kongress für Hygiene zu Pest 1894, wonach der Frauenmilch eine wesentlich andere Zusammensetzung zukam, als bisher allgemein angenommen wurde. In einer Anmerkung konnte ich diesem Vortrag noch Rechnung tragen, so gut dies damals möglich war. In der Folge hat sich herausgestellt, dass unsere bisherigen Kentnisse über chemische Beschaffenheit der Frauenmilch überhaupt ungenügend waren. Früher mit der Untersuchung derselben selbst nie eingehender beschäftigt, habe ich nunmehr vereint mit Herrn Dr. Söldner eine solche begonnen, welche allerdings noch längere Zeit in Anspruch nehmen wird, doch aber in wichtigen Punkten zu einem gewissen Abschluss und zwar im wesentlichen zu einer Bestätigung des von Heubner Vorgetragenen geführt hat.

Der Herr Verleger meines Buches ist auf den Vorschlag eingegangen, demselben nunmehr eine Ergänzung beizufügen. Sie enthält diejenigen Mittelwerte für Zusammensetzung der Frauenmilch, welche ich beim jetzigen Stand unserer Untersuchung geben kann, sodann eine Umrechnung derjenigen Tabellen des II. Abschnittes, für welche die Zusammensetzung der Frauenmilch in Betracht kommt. Den Text an den entsprechenden Stellen zu ändern habe ich unterlassen, um diese Ergänzung nicht allzu weitschweifig zu machen. Der sachkundige Leser kann sich nach Richtigstellung der Thatsachen die daraus folgende Beschreibung derselben ja leicht selbst konstruieren. Dagegen habe ich einige weitere Tabellen hinzugefügt auf Grundlage wichtiger neu erschienener Arbeiten oder solcher, die mir erst nachträglich bekannt geworden sind.

Für Tabelle VII u. XIV des Buches. 100 gr Frauenmilch enthalten:

	N	Eiweiss	Fett	Zucker	Asche	Un-bekannte Stoffe	Trocken-substanz
1. Colostrum 1. Hälfte	0,93	5,35	4,08	4,09	0,48	2,03	16,04
2. Colostrum 2. Hälfte	0,51	2,90	3,92	5,48	0,41	1,38	14,12
3. 5. u. 6. Tag nach Geb.	0,33	1,81	2,89	5,75	0,34	0,90	11,69
4 9. bis 11. Tag nach Geburt	0,27	1,50	3,36	6,55	0,27	0,81	12,49
5. 20. bis 30. Tag nach Geburt	0,21	1,07	3,49	6,82	0,22	0,46	12,06
6. 40. u. 41. Tag nach Geburt	0,20	1,01	4,06	6,60	0,20	0,47	12,34
7. Spätere Milch	0,16	0,9	3,0	7,2	0,2	0	11,3

No. 1 und 2 ist von einer Frau und umfasst die ganze Ausscheidung, welche auf 6 mal abgesaugt wurde. No. 3 ist von einer einzigen Frau, das Fett wohl individuell nieder. No. 4 Mittel von 9, No. 5 von 5 Frauen. No. 6 Mittel von 2 Frauen, deren eine ungewöhnlich viel Fett in der Milch hatte. Bei Berechnung späterer Tabellen habe ich für diese Zeit folgende Mittelwerte zu Grunde gelegt: Fett 3,5; Zucker 6,9; unbekannte Stoffe 0,4; Trockensubstanz 12,0. Das übrige wie oben.

Elementaranalysen einiger Frauenmilchen haben folgende Werte für 100 gr Milch geliefert:

	N	C	H	O	Asche	Trocken-substanz
Milch einer Frau am 9. Tag nach Geburt	0,30	6,68	0,97	4,37	0,28	12,60
Mittel zweier Frauen, eine am 25., die andere am 40. Tage nach Geburt	0,17	5,88	0,87	4,29	0,21	11,41
Milch einer Frau, ungewöhnlich fett-reich (4,5%) am 25. Tage nach Geburt	0,22	6,83	1,01	4,32	0,22	12,61

Für Tabelle V u. VI des Buches. Mittlere tägliche Milchmengen in gr.

1. Lebenstag	2.	3.	4.	5.	6.	7.	8.	9.	10.	11.	12.	13.	14.	15.
1.	29	131	226	312	332	376	440	474	449	457	476	463	525	508	533
2.	4	78	183	199	236	299	303	274	362	384					
3.	6	129	238	324	344	324	361	365	384	415					
4.	38	121	177	220	271	297	297	338							
5.	97	151	229	253	365	369	410	530							

No. 1 sind Kinder aus Privathäusern, meist Aerztekinder, ausschliesslich von der Mutter genährt (eins vielleicht von Amme); 1. Tag Mittel aus 6, 2. Tag aus 7, alle übrigen aus 8 Fällen. Die Kinder hatten ein mittleres Geburtsgewicht von 3010 gr, am 14. Tage ein solches von 3080 gr. No. 2 und 3 sind von Hillebrand, ge-burtshilfliche Klinik Bonn, beobachtet, die Kinder erhielten nur Muttermilch. No. 2 Mittel von 9 Erstgebärenden, No. 3 von 7 Mehr-gebärenden. Die Kinder hatten mittleres Geburtsgewicht von 3290 und 3350 gr und gediehen gut. No. 4 und 5 sind von Reusing, geburtshilfliche Klinik Würzburg, beobachtet. No. 4 Mittel von 6 Muttermilchkindern, welche jedoch am 1. und 2. Tage auch Ammen-brust erhielten. Mittelgewicht bei Geburt 3060 gr; No. 5 Mittel von 6 Kindern mit Kuhmilch ernährt (1 Teil Milch, 2 Teile Wasser, Soxhletapparat). Mittleres Geburtsgewicht 3220 gr.

Tägliche Muttermilchmenge abgerundet, späteren Berechnungen
zu Grunde gelegt.

1. Tag	2.	3.	4.	5.	6.	7.	Mitte der 2. Woche	Ende der 2. Woche
30	130	230	300	340	380	440	460	500

Für Tabelle VIII des Buches.
Zufuhr des Säuglings an N und Nahrungsstoffen.

	1. Lebens- tag	2.	3.	4.	5.	6.	7.	Mitte der 2. Woche	Ende der 2. Woche
N	0,28	0,66	0,99	1,14	1,12	1,25	1,14	1,20	1,35
Eiweiss	1,6	3,8	5,7	6,3	6,1	6,8	6,6	6,9	7,5
Fett	1,2	5,1	7,8	9,9	11,2	12,5	14,5	15,2	16,5
Zucker	1,2	7,1	12,9	16,8	19,4	21,7	28,6	29,9	32,5
Asche	0,1	0,5	0,7	0,9	1,0	1,1	1,3	1,35	1,35
Wasser	25,3	111,6	200,1	263,1	299,2	334,5	385,5	402,95	438,15
unbekannte Substanzen	0,6	1,9	2,8	3,0	3,1	3,4	3,5	3,7	4,0

Urin der ersten Lebenstage.

Urin nach Schiff (wahrscheinlich Frauenmilchkinder, Nahrungsmenge nicht beobachtet).

	24-stündige Werte				Urin bei Tag u. Nacht	
Lebenstage	Urin in ccm	spezif. Gewicht	HCl	Harnstoff nach Liebig	Tag	Nacht
1	17	1011	43 mgr	115 mgr	13,4	12,0
2	43	12	66 »	420 »	17,5	22,2
3	50	12	89 »	458 »	34	18
4	116	9	96 »	591 »	74	53
5	168	6	172 »	596 »	96	77
6	214	5	241 »	639 »	115	107
7	232	5	252 »	664 »	124	109
8	257	5	273 »	716 »	144	130
9	284	5	266 »	872 »	160	131
10	277	5	265 »	783 »	163	142

Von den 27 Kindern, welche Schiff beobachtete, hatten 13 am ersten Lebenstage überhaupt keine Urinentleerung, die übrigen 14 entleerten im Mittel 33 ccm. Das mittlere Geburtsgewicht der Kinder war 3460 gr, sie hatten dasselbe am 8. Tage wieder erreicht.

Urin nach R e u s i n g mit Beobachtung der Nahrung
(siehe Tabelle V). 24 - stündige Mittel.

	1. Tag	2.	3.	4.	5.	6.	7.	8.
Frauenmilch								
Urinmenge	8	27	41	61	119	149	157	208
N im Urin	0,03	0,12	0,21	0,26	0,31	0,24	0,29	—
spezif. Gewicht	—	1009	10	4	5	5	5	—
auf 100 gr Milch kommt Urin	22	22	23	28	44	50	58	62
Verdünnte Kuhmilch								
Urinmenge	36	71	136	187	283	246	325	406
N im Urin	0,20	0,23	0,34	0,38	0,38	0,36	0,44	—
spezif. Gewicht	1007	8	7	5	5	5	6	—
auf 100 gr Milch kommt Urin	37	47	59	74	78	67	79	77

Der N wurde von Reusing nach Kjeldal bestimmt. Auch aus seinen Beobachtungen geht hervor, dass bei genügender Milchzufuhr auf 100 gr Milch 60 bis 70 gr Urin ausgeschieden wird.

Für Tabelle X u. XI des Buches. Zufuhr in gr.

Elemente	500 gr Frauenmilch	30 gr An- wuchs enthält	Von der Zufuhr bleibt für Ausscheidung	Zufuhr aus Atmo- sphäre	Insgesamt für Ausscheidung
C	32,5	6,8	25,7	—	25,7
H	5,0	1,0	4,0	—	4,0
O	23,5	1,8	21,7	74'	$21,7 + 74' = 95,7$
N	1,35	0,87	0,48	—	0,48
Asche	1,35	1,00	0,35	—	0,35
Wasser	436,30	18,53	417,77	—	417,77
Summen	500	30	470	74'	544

Ausscheidungen in gr.

| Elemente | Urin 340 gr | Kot 10 gr | Gasförmige Ausscheidung | | Summe der |
			CO 89 gr	Wassergas 105 gr	Ausscheidungen
C	0,3	1,1	24,3	—	25,7
H	0,1	0,2	—	3,7	4,0
O	0,3	0,7	65,1'	20,7+8,9'=29,6	21,7+74'=95,7
N	0,38	0,1	—	—	0,48
Asche	0,25	0,1	—	—	0,35
Wasser	338,67	7,8	—	71,3	417,77
Summen	340	10	89,4	104,6	544

Berechnete perspiratio insensibilis.

Zufuhr an Gas	Ausscheidung an Gas	Verlust = perspir. insensib.
74,0 aus der Atmosphäre	89,4 CO₂	
	33,3 H₂O im Körper entstanden	
	71,3 zugeführtes Wasser	
Summa 74,0	194,0	120

122 gr perspir. insensibilis wurde neulich bei meinem Enkelkind als Mittel des 13., 14. und 15. Lebenstages beobachtet.

Für Tabelle XV des Buches.

Bedarf des älteren Frauenmilchsäuglings an Nahrungsstoffen und N.

	Mitte der 4. Woche	Mitte der 7. Woche	Ende der 10. Woche	Mitte der 14. Woche	Mitte der 17. Woche	Ende der 20. Woche
N	1,10	1,23	1,28	1,33	1,38	1,42
Eiweiss	5,8	6,9	7,2	7,5	7,7	8,0
Fett	19,7	23,1	24,0	24,9	25,8	26,7
Zucker	40,0	55,4	57,6	59,8	61,9	64,1
Asche	1,2	1,5	1,6	1,7	1,7	1,8
Wasser	511,0	683,1	709,6	736,1	762,9	789,4
Unbekannte Stoffe	2,3	—	—	—	—	—
Auf 1 Kgr. Kind kommt Eiweiss	1,7	1,6	1,5	1,4	1,3	1,3

Für Tabelle XVI des Buches:

Theoretische Werte des 24-stündigen Urins in gr.

	Mitte der 4. Woche	Mitte der 7. Woche	Ende der 10. Woche	Mitte der 14. Woche	Ende der 17. Woche	Ende der 20. Woche
Urinmenge	400	524	544	565	585	605
N im Urin	0,13	0,28	0,40	0,50	0,62	0,69
N in 100 Urin	0,03	0,05	0,07	0,09	0,11	0,11
Spezif. Gewicht			1003 bis 1005			

Für Tabelle XVII u. XVIII des Buches.

Zufuhr in gr.

Elemente	890 gr Frauenmilch	17 gr Anwuchs enthält	Von der Zufuhr bleibt für Ausscheidung	Zufuhr aus Atmosphäre	Insgesamt für Ausscheidung
C	51,5	3,8	47,7	—	47,7
H	7,8	0,6	7,2	—	7,2
O	38,1	1,0	37,1	137,7'	37,1+137,7'=174,8
N	1,4	0,45	0,95	—	0,95
Asche	1,8	0,6	1,2	—	1,2
Wasser	789,4	10,55	778,85	—	778,85
Summen	890	17	873	—	1010,70

Ausscheidung in gr.

Elemente	Urin 600 gr	Kot 20 gr	Gasförmige Ausscheidung CO$_2$ 165 gr	Wassergas 226 gr	Summe der Ausscheidung
C	0,6	2,2	44,9	—	47,7
H	0,2	0,3	—	6,7	7,2
O	0,6	0,9	119,7'	35,6+18,0'=53,6	137,7'+37,1=174,8
N	0,7	0,25	—	—	0,95
Asche	0,7	0,5	—	—	1,2
Wasser	597,2	15,85	—	165,8	778,85
Summen	600	20	164,6	226,1	1010,70

Berechnete perspir. insensibilis.

Zufuhr an Gas	Ausscheidung an Gas	Verlust = persp. insens.
137,7' O aus der Atmosphäre	164,6 CO_2 60,3 H_2O im Körper entstanden 165,8 zugeführtes Wasser	
Summen 137,7	390,7	253

Zusatz zu Seite 46.

Elementare Zusammensetzung des Anwuchses.

Wasser	Asche	C	H	O	N
61,7	3,5	22,7	3,3	6,0	2,8

Für Tabelle auf S. 40 des Buches.

Wasser	Eiweiss	Fett	Zucker	Asche
1064,4	10,8	36	86,4	2,4

Zusatz zu Seite 66.

Zufuhr kranker Kinder in Spitalbehandlung nach Baginsky u. Dronke.

	Zufuhr			Ausscheidung		
	Gesamt-menge	Trocken-substanz	N	Urin	N im Urin	N im Kot
1. 7-jähr. Knabe, chorea, Gewicht zwischen 19,0 und 20,7 Kgr.	1930 gr	393	11,4	573	8,0	1,6
2. 5½-jähr. Knabe, chorea, morbilli, Durchfall, Gewicht 16,4 bis 17,8 Kgr.	1570 »	280	9,4	436	4,6	2,1
3. 12-j. Mädchen, schwere Chlorose, Gewicht 29,7 bis 32,9 Kgr.	2250 »	460	13,3	1300	8,7	1,3

Die Versuche sind mit grosser Sorgfalt angestellt, umfassen viele Tage, doch scheinen mir die Verhältnisse viel zu kompliziert, um die Versuche für physiologische Zwecke ausnützen zu können. Auffallend ist namentlich die geringe Urinmenge und N im Urin bei Nr. 2.

Zusatz zu Tabelle XL.

Klas Sondén und Robert Tigerstedt fanden vor Kurzem folgende 24-stündige CO_2-Ausscheidung bei 2 Knaben:

	Körpergewicht	CO_2 in gr	Bemerkung
1. Knabe, 11 Jahre	32,05 Kgr.	630	Knabe war 24 Stunden in grossem Zimmer (Respirations-apparat) eingeschlossen bei ge-wöhnlicher Lebensweise.
2. Knabe, 12 Jahre	38,3 »	641	wie oben.
Mittel beider Knaben	35,17 »	635,5	

Im Mittel auf 1 Kgr. 18,07 CO_2. Ich berechne in Tabelle XL auf einen Knaben dieses Alters, Körpergewicht 34 Kgr., 611 CO_2, auf 1 Kgr. also 17,97 gr.

Für einen Teil der Tabelle XLVI des Buches.

Von 100 Calorien stammen bei Ernährung mit Muttermilch:

	14. Tag	7. Woche	10. Woche	20. Woche
Von Eiweiss	3	3	3	3
Fett	41	44	44	45
Kohlehydrat	56	53	53	52

Litteraturverzeichnis.

1) Frauenmilch,

chemische Zusammensetzung: Camerer u. Söldner, Zeitschrift für Biologie 1896, erst teilweise erschienen; Menge: Ahlfeld (drittes Kind), Berichte u. Arbeiten

B. I 245; Camerer, Zeitschrift für Biologie 1896, noch nicht erschienen; Hillebrand, Archiv für Gynäkologie 25. Band; Reusing, Zeitschrift für Geburtshilfe und Gynäkologie B. 33.

2) **Urin**:

Schiff, Jahrbuch für Kinderheilkunde B. 35; Reusing am angeführten Ort.

3) **Nahrung älterer Kinder**:

Baginsky u. Dronke, Archiv für Kinderheilkunde 16. Band.

4) **Kohlensäureausscheidung** bei Knaben:

Klas Sondén u. Robert Tigerstadt, 6. Band des skandinavischen Archivs für Physiologie S. 119 u. 120.